U0352364

一体化 PET/MR 操作规范和临床应用

主　编　卢　洁　赵国光

主　审　李坤成　张　建

编　者（以姓氏汉语拼音为序）

白　玫　崔碧霄　卢　洁　梁志刚

齐志刚　单保慈　单　艺　尚　琨

吴　航　张　苗　赵国光

人民卫生出版社

图书在版编目（CIP）数据

一体化 PET/MR 操作规范和临床应用 / 卢洁，赵国光主编.
—北京：人民卫生出版社，2017
ISBN 978-7-117-25066-5

Ⅰ.①—… Ⅱ.①卢… ②赵… Ⅲ.①计算机 X 线扫描体层摄影 - 技术规范 ②计算机 X 线扫描体层摄影 - 临床应用 Ⅳ.①R814.42

中国版本图书馆 CIP 数据核字（2017）第 216708 号

人卫智网	www.ipmph.com	医学教育、学术、考试、健康，购书智慧智能综合服务平台
人卫官网	www.pmph.com	人卫官方资讯发布平台

一体化 PET/MR 操作规范和临床应用

主　　编：卢　洁　赵国光
出版发行：人民卫生出版社（中继线 010-59780011）
地　　址：北京市朝阳区潘家园南里 19 号
邮　　编：100021
E - mail：pmph @ pmph.com
购书热线：010-59787592　010-59787584　010-65264830
印　　刷：北京铭成印刷有限公司
经　　销：新华书店
开　　本：787×1092　1/16　印张：8
字　　数：200 千字
版　　次：2017 年 9 月第 1 版　2017 年 9 月第 1 版第 1 次印刷
标准书号：ISBN 978-7-117-25066-5/R·25067
定　　价：156.00元
打击盗版举报电话：010-59787491　E-mail：WQ @ pmph.com
（凡属印装质量问题请与本社市场营销中心联系退换）

序 一

近年来，医学影像技术飞速进步，复合型设备的兴起成为主要发展趋势，尤其是一体化PET/MR的问世，使进行磁共振成像的同时实现PET的所有功能，达到真正的同步扫描，促进了影像和分子成像的整合，是精准医学的利器。首都医科大学宣武医院与GE公司合作，2015年7月作为亚洲第一个安装一体化飞行时间技术（time of flight，TOF）PET/MR的医院，成为国内第一家开展临床验证的单位，在短短的3个月内完成100余例临床研究，率先对其有效性和安全性进行了验证，使PET/MR以最快的速度获得国家食品药品监督管理总局（CFDA）认证。目前经过一年多的使用，我们已经积累了近1000例临床研究病例，其间我们组建和锻炼了自己的团队、积累了相关的专业经验、形成了临床应用的规范操作，借由本书的编写希望能帮助国内核医学科、放射科和临床医生更好地认识和应用PET/MR。

首都医科大学宣武医院是以神经科学和老年医学为重点学科的综合性三级甲等医院，PET/MR在颅脑疾病方面有独特的优势，尤其是对阿尔茨海默病、帕金森病、癫痫、脑血管病、脑肿瘤、抑郁症等的早期诊断有重要价值，对指导临床的无创精准治疗必不可少。大脑疾病是医学的研究重点，随着全球人口老龄化时代的到来，神经退行性疾病日益成为全社会关注的热点。目前，欧美各国纷纷启动脑科学计划，"中国脑计划"也即将启动，未来我们有望通过PET/MR进行分子、影像以及相关标记物的研究，探索大脑疾病的发生机制，从而认识脑、保护脑，为脑科学和脑疾病的研究发挥重要作用！

首都医科大学宣武医院名誉院长

2017年5月

序 二

　　随着信息技术、医学影像设备的发展，以分子影像为特征的核医学突破自身的框架而与其他学科相结合，多模态分子影像便是其突出的代表。它在分子生物学与临床医学之间架起了相互连接的桥梁，是未来最具有发展潜力的十个医学科学前沿领域之一。代表多模态分子影像学前沿的设备就是PET/MR，虽然临床应用的时间较短，但它集成了生物组织的解剖学信息、功能和分子水平信息，同时其安全、低辐射的优点使其蕴藏着巨大的医疗应用价值。初步研究显示，PET/MR在肿瘤疾病、心血管系统疾病、神经系统疾病等方面的应用具有其特有的优势，引导科研、临床及转化医学等多领域的发展。

　　一体化PET/MR的出现，不仅是两幅图像、两种设备的融合，而且是多功能、多学科、多种人才和知识的融合。对我们既是机遇，又是挑战，加快培养核医学和MRI两者均熟悉的复合型人才，才能真正发挥PET/MR这个高精尖设备的作用。迄今国内尚无有关PET/MR领域的专著，首都医科大学宣武医院于2015年7月在国内率先应用一体化TOF PET/MR开展临床研究，取得了丰硕的成果和临床经验，并编写了国内首部著作。本书由多名从事核医学和放射学诊断的医师共同完成，内容丰富，实用性强，既包括PET/MR在某些疾病方面取得的重要成果，又介绍了尚处于研究阶段的尝试性探索，便于核医学科、放射科、临床各科室医生以及相关研究人员学习和使用。相信本书的出版，将会对PET/MR的研究和临床应用起到积极推动作用。

2017年4月

4

序 三

　　医学影像学是临床医学发展最快的学科，影像学检查已经成为循证医学的主要证据来源（占 70% ～ 85%）、重要的科学研究工具。近年来一体化 PET/MR 设备问世，把影像学的技术进步推到顶峰。众所周知，磁共振软组织对比分辨力高，检查方法多样，一次检查可以获得人体解剖形态结构、功能、代谢、灌注、扩散等多种诊疗信息，被称之为"一站式"检查手段；而 PET 显示组织器官代谢的敏感度和特异度极高，PET/MR 二者结合是迄今为止最强大的研究手段，伴随技术进步和逐步完善，该设备的发展潜力一片光明。

　　首都医科大学宣武医院是国内最早对一体化 TOF PET/MR 设备进行验证和评价的单位。一年多来，对设备质量控制、操作技术规范、示踪剂、全身各系统肿瘤、中枢神经系统重大疾病和心脏病开展了系统研究，取得初步成果，本书为其经验的总结。伴随国内开始将 PET/MR 用于临床的进程，相信本书会发挥重要指导作用，为推进我国影像学学科发展做出贡献。

李坤成

2017 年 4 月

前　言

"未来已经来临，只是尚未流行。"这是2015年作者翻译国内第一部《PET/MR方法和临床应用》一书中所引用的科幻预言。如今，时间仅过去1年多，我们欣喜地看到有关PET/MR的科学研究与临床应用得到了迅猛发展，专家共识已初步形成，未来我国大脑计划的研究中PET/MR势必会发挥更大的作用。

多模态成像设备的发展是影像学进步的重要里程碑，一体化PET/MR是PET和MRI两者融合的新型影像设备，是目前最前沿的技术之一。近年来，一体化PET/MR技术日趋成熟并已逐步应用于临床，同步扫描可以获得即时解剖结构和功能代谢信息，是分子影像学的重要支柱，在科研和临床中具有重要作用。一体化PET/MR实现了患者的"一站式检查"，而且具有图像质量高、辐射剂量低等无可比拟的优势，一次扫描可以同时获得PET和多种MRI图像，在神经系统、肿瘤诊断、分期及疗效评价、心脏、肌骨、儿童等各领域均有广泛应用前景，必将对现代和未来医学模式产生革命性的影响。

全书共分十个章节，分别介绍了PET/MR成像技术、PET示踪剂和MRI对比剂、一体化PET/MR操作流程，以及PET/MR在颅脑疾病、肺癌、腹部肿瘤、盆腔肿瘤、淋巴瘤、乳腺癌、心脏疾病等方面的临床应用和研究。其中重点介绍了PET/MR在颅脑疾病的应用，这是PET/MR的主要优势，尤其与特异性示踪剂相结合，对许多疾病如阿尔茨海默病、帕金森病、肿瘤、癫痫、脑血管病等的病理生理机制、早期诊断和治疗均具有重要意义。本书能够帮助国内核医学科、放射科和临床医生了解和认识PET/MR，促进多学科之间的密切合作。

衷心感谢参与本书编写的所有人员，大家在日常的繁忙工作之余完成了书稿，由于相关参考资料较少，编写期间我们对内容进行了多次讨论和修改，但由于作者水平和经验有限，疏漏、错误与不足在所难免，敬请广大同行和读者给予批评和指正。

感谢核医学科和放射科所有人员对本书编写的关心和帮助！感谢临床各科室无私地提供病例！感谢相关各部门为PET/MR顺利安装和运行给予的鼎力支持！上下同欲者胜，同舟共济者赢！让我们共同期待PET/MR能够更好地应用于临床，并祝愿我国医学影像学沿着新世纪的发展方向不断前进！

赵国光　卢　洁

2017年4月

目 录

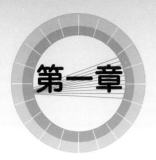

第一章

PET/MR 成像技术

第一节　PET 成像技术

PET 的全称是正电子发射计算机断层显像（positron emission computed tomography，PET），是将体内代谢所必需的某种物质，标记上放射性核素（如 ^{18}F、^{11}C 等）注入人体，通过对该物质的代谢聚集进行诊断的影像技术[1]。

一、PET 设备的总体结构

PET 总体结构包括探头（晶体、光电倍增管、高压电源）、电子学线路、数据处理计算机、扫描机架、检查床等，如图 1-1-1 所示。PET 的探头是由若干探测器环排列组成，探测器环的数量决定 PET 轴向视野和图像层面。轴向视野是指与探测器环平面垂直的长轴范围内，可以探测的真符合事件的最大长度。因此，PET 探测器环数越多，探头轴向视野越大，一次扫描获得的层面越多。PET 探测器由晶体、光电倍增管、高压电源和相关电子线路组成，将许多探测器按照一定次序紧密排列在探测器环周。电子线路包括放大、甄别、采样保持、符

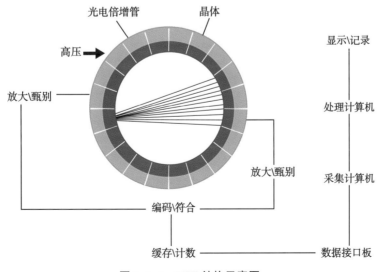

图 1-1-1　PET 结构示意图

合线路、模拟 / 数字变换、数据缓存、定位计算等。符合线路输出符合脉冲控制模数转化器，并计算定位地址 x、y，再将该地址数据存入计算机，计算机以此为依据进行图像重建。传统 PET 需要配置栅隔进行二维采集，最新一代 PET 采用散射校正技术，能够提高三维采集图像质量，所以取消了栅隔，目前，PET 扫描模式均采用三维采集。

二、PET 探测器的结构

探测器是 PET 的核心部分，由晶体、光电倍增管（photomultipliers tube，PMT）或光电转换器、放大和定位电子线路组成。探测器最前端的晶体通过光电偶合连接于 PMT 的阴极面，PMT 连接放大和定位电路。

1. 晶体　PET 探测器常用的晶体有锗酸铋（BGO）、硅酸镥（LSO）、硅酸钇镥（LYSO）和以镥为基础的晶体（LBS），其中 LSO、LYSO 和 LBS 晶体具有光子产额高和光子余辉时间（死时间）短（一般 <80ns）的优点，而且能够实现 PET 探测器的飞行时间技术（time of flight，TOF），因此目前被广泛应用。BGO 晶体虽然余辉时间长，但是自身无放射性，只能通过延长晶体长度提高探测灵敏度和效率。LSO、LYSO 和 LSB 均含有镥，余辉时间短，存在自身放射性，但晶体不能做的太厚（长），从而限制了其探测灵敏度和效率。BGO 晶体适合 ^{18}F 标记的正电子示踪剂，而 LSO、LYSO 和 LBS 除此之外，对 ^{11}C、^{13}N 等短半衰期的示踪剂具有明显优势。

2. 光电倍增管（光电转换器）　光电倍增管分为传统真空管的光电倍增管（photo multiplier tube，PMT）和固相阵列光电倍增管（solid state photomultiplier，SSPM），SSPM 又分为雪崩光电二极管（avalanche photo diode，APD）和硅光电倍增管（silicon photomultiplier，SiPM）（表 1-1-1）。PMT 已经广泛应用于 PET 和 PET/CT 设备，但是由于传统 PMT 含有真空管，电子在磁场中会发生偏移和移动，所以不适用于一体化 PET/MR，应该选择 SSPM。APD 时间分辨率极差，对温度和磁场比较敏感，增益非常小，转化效率低，不能实现 TOF 技术，已经被先进的 SiPM 取代[2]。基于 SiPM 的 PET 探测器不但整体性能高，而且结构紧凑，便于进行磁场和放射性屏蔽，所以是一体化 PET/MR 的最佳选择[3-6]。

表 1-1-1　三种光电转化器的性能特点

	传统光电倍增管 （PMT）	雪崩光电二极管 （APD）	硅光电倍增管 （SiPM）
单元大小	100mm	2mm	2mm
MRI 兼容性	不兼容	兼容	兼容
探测效率	25%	50%	50%
增益	10^6	10^2	$10^5 \sim 10^6$
温度敏感性	低	高	低
磁场敏感性	极高	中	不敏感
噪声	低	中	高
时间分辨率	550ps	~2930ps	<400ps

3. 信号放大和定位电路　γ射线与晶体作用产生荧光后,通过 PMT 转化成电信号,再输入到放大和定位电路。PMT 或 SiPM 产生的电信号非常弱,需要经过放大后,才能进行精准的定位分析,经过定位电路处理后获得光子位置。将晶体、光电转换器、放大和电子线路组件,安装于有保护和光屏蔽作用的外壳内,组成探测器(头)的一个组块,多个组块构成 PET 探测器环的基本单元。

三、PET 成像原理

注射进入人体组织的正电子示踪剂发射出的正电子穿过人体组织时,在很短的距离内(1~3mm)与组织细胞中负电子发生湮灭作用,产生互成 180° 能量为 511keV 的 γ 光子对(图 1-1-2),PET 采用符合探测技术进行数据采集和处理。正电子发生湮灭作用时产生的 γ 光子,同时击中探测器环上对称位置上的两个探测器,每个探测器接收到 γ 光子后产生一个定时脉冲,并以列表方式(list mode)进行储存,然后分别输入到符合线路进行甄别。符合线路设置的时间窗(通常 <10ns),同时落入时间窗的定时脉冲被认为是同一个电子湮灭事件中产生的 γ 光子对,从而被符合电路记录,这就是符合甄别的过程。符合时间窗可以排除很多散射和随机光子,从而提高探测信号的信噪比。由于 PET 探测器的结构和性能不同,符合时间窗设置值也明显不同(4.0~10.0ns),宽的符合时间窗提高总计数,但是也增加随机和散射计数。正电子湮灭辐射生成的两个 γ 光子,只有在两个探头所形成的立体角内才能被探测,这种利用湮灭辐射和两个相对探头确定闪烁点位置的方法称为电子准直。电子准直是 PET 成像技术的一大特点,它避免了沉重的铅或钨制准直器,极大提高了探测的灵敏度和空间分辨率,就二维采集模式而言,灵敏度比单光子发射计算机断层显像(single photon emission computed tomography,SPECT)高 10 倍。

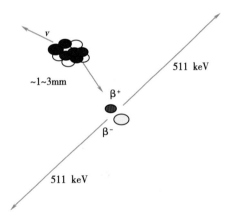

图 1-1-2　正电子的湮灭过程

四、PET 校正技术

PET 探测器的晶体和光电倍增管存在的性能不同,以及放射性示踪剂衰变、人体组织对示踪剂吸收、γ 射线探测的随机误差、γ 射线吸收和散射误差等因素均影响 PET 的定量精度。符合线路探测的是同时发生的闪烁事件,正电子湮灭产生的光子到达对应的一对探测器并被记录的时间有微小差异,这种时间差异称为符合线路的分辨时间。探测器之间的符合线路被设定为一段时间,这种两个探测器的符合探测时间范围称为符合时间窗,在符合时间窗内进入两个探测器的光子被认为来源于同一次湮灭,即真符合(图 1-1-3A)。由于衰变具有随机性,有时源于不同湮灭的光子,其中两个光子在符合时间窗内分别被不同位置的探测器接收,而误认为是同一湮灭光子对,这种不是由湮灭作用产生的符合称为随机符合(图 1-1-3B)。γ 光子在飞行过程中还会产生康普顿散射,如果湮灭光子对中的一个光子与吸收物质作用,改变电子动能的同时使 γ 光子改变飞行方向,导致与另一正常飞行的 γ 光子同时进入两个相对的探测器,这种符合称为散射符合(图 1-1-3C)。湮灭作用后生成的两个 γ 光子,如果一个被组织吸收,只有另外一个到达探测器,也无法探测到真正湮灭作用的正电子核素,称为组织衰减(图 1-1-3D)。射线衰减的程度由响应线(line of response, LOR)穿过物体路径的长度,以及物体对 511 keV γ 光子的线性衰减系数(linear attenuation coefficient, LAC)分布决定。当被测物体体积大、组织结构复杂时,射线衰减非常严重,使 PET 的定量分析精度大大降低,因此,衰减校正成为 PET 成像中一个必不可少的环节。

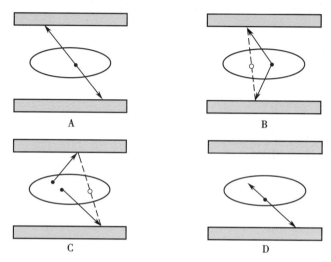

图 1-1-3　发生随机、散射和真符合示意图
A. 真符合;B. 散射符合;C. 随机符合;D. 组织衰减

γ 射线衰减校正技术在 PET、PET/CT 和 PET/MR 成像设备完全不同。传统 PET 采用 ^{68}Ge 线源进行扫描,获得人体组织衰减系数图(attenuation coefficient map, μ-Map)进行校正。对于 PET/CT 系统,利用 CT 扫描可以很容易获得 X 射线能量对应组织的 LAC 分布,然后将其转换为 511keV 对应的 LAC。PET/MR 采用 MRI 不同序列获得人体组织的气体、水、脂肪、软组织和骨骼信息,反映的是质子弛豫时间和密度的分布,无法直接得到物体的 LAC 分布。因此,如何利用 MRI 图像得到物体的 LAC 分布是 PET/MR 的关键技术。有关 PET/MR 衰减校正方法见本章第三节。

五、PET 性能指标与质量控制

1. PET 的重要性能指标　评价 PET 性能的参数指标主要有:①能量分辨率(energetic resolution):是探测器对射线能量的甄别能力,直接影响探测器的其他性能。②空间分辨率(spatial resolution):是探测器在 x、y、z 三个方向能分辨最小物体的能力,以点源图像在三个方向的空间分布函数曲线的半高宽(full width at half maximum, FWHM)表示,单位是毫米,影响病变的检出能力。③时间分辨率(time resolution):是指正电子探测器可计数的两对 γ 光子之间的最短时间间隔,即探测器对 γ 光子对时间响应曲线的 FWHM,单位是皮秒(ps)。④噪声等效计数率(noise equivalent counts rate, NECR):PET 的符合计数包含真符合计数、散射计数和随机计数,如果将符合采集数据真符合之外的计数均归为噪声,与无散射和随机符合具有相同信噪比的真符合计数率即为 NECR,是衡量信噪比的标准,NECR 值越高,数据的信噪比越高,图像对比度越好。⑤系统灵敏度(sensitivity):是指单位时间内、单位辐射剂量条件下获得的符合计数,是衡量探测器在相同条件下获得计数能力的重要指标,高灵敏度探测器获得一帧相同质量图像所需的时间较短或所需示踪剂的活度较小。⑥最大计数率

（maximum counts）：是指探测器在单位时间能计量的最大计数值。通常计数率随辐射剂量增大而增加，但由于余辉时间的影响，到达较高计数率时，探测器的时间响应限制计数率增加，导致出现漏记现象，随着漏记现象的增多，计数率达到饱和，即使继续增大辐射强度，计数率也不再增加，反而下降。

2. PET 的质量控制　为保证 PET 的正常运行与图像质量，需要对设备按照专业指标进行严格质量控制，发现某些性能指标出现偏差，要对系统进行调试维护。PET 的质量控制分为：①验收质控：指设备安装后进行的全面性能测试，检验是否达到厂家标定的技术及操作性能，应有厂家或供应商代表在场。②参考质控：指对设备的性能进行全面测试，提供全面性能指标的参考数据，评估设备性能变化。③常规质控：指日常定期对设备进行的性能测试，包括日质控、周质控、月质控和年质控等，以便及时发现设备性能变化，确保运行的最佳状态。目前国际采用的 PET 测试标准主要是美国电气制造者协会（National Electrical Manufactures Association，NEMA）制定的标准，以及欧洲经济共同体（European Economic Community）制定的国际电工委员会（International electrotechnical Commission，IEC）标准。为了适应 PET 技术的进步和新的临床应用，NEMA 标准有不同的版本，如 NEMA NU-2 2012 增加了一体化 PET/MR 设备中 PET 性能的检测方法。

第二节　MRI 成像技术

磁共振成像（magnetic resonance imaging，MRI）是对人体组织细胞中的原子核进行成像，最常用的是氢原子，在外加磁场的环境中，通过施加特定频率的射频脉冲，实现氢原子核的共振完成激发和接收信号，再通过后处理获得图像。MRI 能够提供多序列、多参数、多时相、高分辨率的结构、功能和代谢图像，对于神经系统、腹部、盆腔和骨关节等疾病均具有重要价值。

一、MRI 设备的构成

磁共振成像系统按照结构分为开放式和非开放式，按照磁场强度分为低场（场强<0.5T）、中场（0.5T ≤ 场强 <1.0T）和高场（场强 ≥ 1.0T）磁共振。MRI 系统主要由磁体、梯度系统、射频系统、外周辅助设备和计算机图像处理系统等硬件组成。

1. 磁体　常用的磁体种类包括稀土材料的低场强永磁磁体，铌镍合金线圈在液氦中形成超导状态而产生的恒定高场磁场（1.5T、3T 等）。

2. 梯度系统：包括 x/y/z 三组梯度线圈和相应的放大器等电子元器件，超导磁场源于通电螺线管，使用右手法则可以判定磁场方向。根据电磁感应定律，梯度系统通过电流变化而产生磁场变化，并不断振荡传播。

3. 射频系统　包括射频发射/接收线圈和相应的放大器等电子元器件。射频接收线圈感受到的磁场变化将切割线圈形成电流，通过计算机系统处理得到 MRI 信号。MRI 最大的射频发生和接收线圈是体线圈，此外，正交线圈也具有发射和接收功能，表面线圈只能接收信号。临床常规使用的体表线圈有头颈线圈、胸腹部表面线圈、乳腺线圈、柔线圈等（图 1-2-1）。

4. 计算机控制和图像重建系统　MRI 计算机控制系统协调梯度、射频和信号接收之间的有序工作，图像重建和处理工作站将信号进行处理和显示，以满足临床需要。

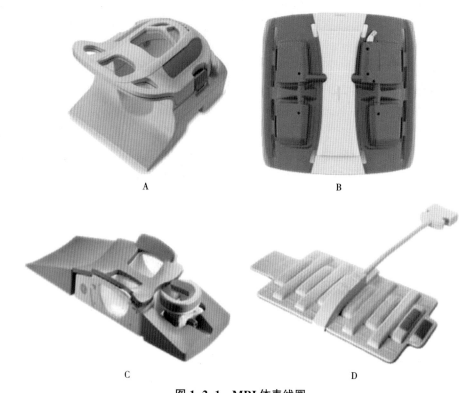

图 1-2-1　MRI 体表线圈

A. 头颈线圈；B. 胸腹部表面线圈；C. 乳腺线圈；D. 柔线圈

5. 外周辅助设备　包括电源、水冷系统、空调、图像存储与传输系统（picture archiving and communication systems，PACS）、胶片打印机等。主电源柜用于对各个子系统分配电源，水冷系统确保系统在恒温下工作。

二、MRI 成像原理

1. 磁共振现象　人体含有丰富的氢原子核（简称"氢核"），氢核具有较高的磁化率，能够产生较强的磁共振信号。人体内的水分子按照状态分为自由水和与其他大分子结合的结合水，MRI 信号主要来源于自由水。每个氢核都有自旋运动，在自然状态下，自旋磁矩杂乱无章，因此不具有磁性。但将氢核置于外磁场 B0 时，由基态能级 E0 分裂为高能级 E2 和低能级 E1，正反方向排列的氢核形成净磁化矢量，与 B0 方向相同。氢核如同陀螺一般，绕着主磁场旋转，这就是进动，其频率称为拉莫尔频率，进动频率取决于磁场强度，即 $\omega = \gamma B0$，向磁矩施加符合拉莫尔频率的射频能量，氢核会吸收脉冲能量，使处于低能级的原子核跃迁至高能级，从而发生核磁共振，使宏观磁化矢量发生偏转，射频脉冲能量越大，偏转角度越大。

2. 弛豫和对比度　氢原子核受到射频激发吸收能量后，宏观磁化矢量发生偏转，当射频脉冲关闭以后，氢核将重新沿着外磁场方向排列，释放出能量，恢复至平衡状态，这个过程称为弛豫。

（1）T1 弛豫与 T1 对比度：射频脉冲传递能量激发氢核，恢复至稳态或者低能级状态需要把能量传递给外界环境—周围的晶格，然后纵向磁化矢量（M_z）恢复至主磁场方向（z 轴）

最大值。关闭 90° 射频脉冲后,纵向磁化矢量恢复至最大值 63% 所需要的时间为 T1 弛豫时间(图 1-2-2),其弛豫函数为 $M_z=M_o(1-e^{-t/T1})$。T1 值越短,纵向磁化矢量弛豫越快,M_z 的大小与图像明暗对比有关,通过选择合适的成像参数,可以将不同 T1 值的组织区别开,形成 T1 对比图像。

(2)T2 弛豫与 T2 对比度:T2 弛豫为横向弛豫,相邻原子核在无规则的运动过程中,发生能量交换,这种现象称为自旋-自旋弛豫。能量传递给周围晶格形成 T1 弛豫的同时,也在质子群内部传递,在 xy 平面上表现为横向磁化矢量逐渐衰减至零,或者称为失相位,原因是自旋-自旋相互作用和外磁场的不均匀性。关闭 90° 射频脉冲后,横向磁化矢量衰减至最大值 37% 所需要的时间为 T2 弛豫时间(图 1-2-3),其弛豫函数为 $M_{xy}=M_{xyo}e^{-t/T2}$。不同组织失相位的快慢不同,其差异形成 T2 对比。

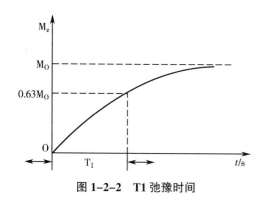

图 1-2-2 T1 弛豫时间

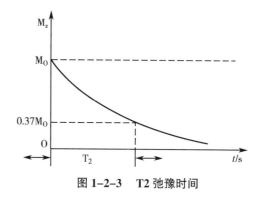

图 1-2-3 T2 弛豫时间

(3)质子密度与质子密度对比度:氢质子的密度影响纵向磁化矢量最大值 M0,当重复时间(repetition time,TR)>3T1 时,纵向磁化矢量恢复约 95%,可以去除 T1 影响,获得质子密度(proton density,PD)对比成像,因此,通常 TR 为 3 至 5 倍 T1 时间得到最大质子密度对比。

(4)图像加权:由于 90° 脉冲关闭后,横向弛豫和纵向弛豫同时发生,所以很难获得单纯的 T1 对比或者 T2 对比图像,图像的对比度往往同时既有 T1 又有 T2,还有质子密度的影响,只有获得某种加权的图像,才能使其他对比度的影响降至最低。T1 加权像(T1 weighted-imaging,T1WI),使用短 TR(<500ms)形成 T1 对比,短 TE(<25ms)减少 T2 对比;T2 加权像(T2 weighted-imaging,T2WI),使用长 TR(1500~2500ms)使纵向磁化矢量尽可能恢复至 M0,长 TE(>90ms)进一步降低 T1 对比;质子密度加权像(proton density weighted-imaging,PDWI),使用长 TR(1500~2500ms)降低 T1 影响,短 TE(<25ms)降低 T2 影响。

3. 图像重建和信号处理 射频脉冲激发氢核后,就开始图像采集,此时需要利用梯度磁场进行空间定位。梯度磁场主要作用:一是通过改变局部磁场强度影响进动频率,变化幅度约为几百到几千 Hz,主要进行 2D 图像选层和层面内空间位置编码;二是影响相位变化,作用持续至梯度磁场关闭以后,主要进行 3D 图像选层和层面内空间位置编码。对 MRI 信号进行空间编码后,需要数字化采样把模拟信号转换为计算机的数字信号。

(1)层面选择:以 2D 序列为例,垂直于成像平面施加线性梯度场,将在同一方向引起氢核共振频率的线性改变；同时施加与成像平面内共振频率一致的射频脉冲实现层面选择。梯度磁场导致层面间中心频率差异，每个层面内频率范围取决于层厚和梯度场强。

（2）空间定位：利用相位编码（y 方向）和频率编码（x 方向）梯度进行空间定位，梯度关闭后，氢核将恢复至原来的共振频率，而相位差异被保留，通常垂直于频率方向，在频率编码梯度之前施加。

4. 傅里叶变换和 K 空间　磁共振原始数据需要经过傅里叶变换填充至 K 空间，K 空间是采集、存储和处理复杂数据的数学平台。K 空间每个点与图像的每个像素并不一一对应，它包含了所有像素的信息。K 空间中心的相位及频率梯度场强最小，失相位效应最小，获得的回波信号幅度最大，决定图像的对比度；周围梯度场强增大，体素相位差最大，提供空间细节，决定图像的锐利度。常见的 K 空间填充方式包括顺序填充，如自旋回波（spin echo, SE）、梯度回波（gradient echo, GRE）序列等；迂回填充，如平面回波成像（echo planar imaging, EPI）；螺旋填充，如动脉自旋标记（arterial spin labeling, ASL）。

三、MRI 成像序列

MRI 成像序列是指射频脉冲、梯度和信号采集等按照不同时序设置的参数组合进行工作，从而获得需要的图像，不同脉冲序列适合不同部位、不同病理生理的成像，常用的脉冲序列包括自旋回波序列、反转恢复序列、梯度回波序列、平面回波序列等[7-9]。不同厂家序列的名称不同，见表 1-2-1。

表 1-2-1   常用 MRI 成像序列不同厂家名称

序列名称	西门子公司 （Siemens）	GE 公司	飞利浦公司 （Philips）	东芝公司 （Toshiba）
自旋回波				
spin echo 自旋回波	SE	SE	SE	SE
turbo spin echo/fast spin echo 快速自旋回波	TSE	FSE	TSE	FSE
single-shot TSE 单次激发快速自旋回波	HASTE	single-shot FSE	single-shot TSE	FASE
TSE with 90° flip-back pulse 90° 恢复翻转快速自旋回波	RESTORE	fast recovery FSE（FRFSE）	DRIVE	T2 Puls FSE
3D TSE with variable FLIP angle 3D 可变翻转角快速自旋回波	SPACE	CUBE	VISTA	mVox
反转恢复				
inversion recovery 反转恢复	IR, Turbo IR（TIR）	IR, MPIR, FastIR	IR-TSE	IR
short-tau IR 短 T1 反转恢复	TIRM, STIR	STIR	STIR	fast STIR

续表

序列名称	西门子公司 （Siemens）	GE 公司	飞利浦公司 （Philips）	东芝公司 （Toshiba）
long-tau IR 长 T1 反转恢复	TIRM, Dark Fluid	FLAIR	FLAIR	fast FLAIR
dual inversion recovery 双反转恢复	DIR SPACE	CUBE DIR	dual IR-TSE	
梯度回波				
gradient echo 梯度回波	GRE	GRE	fast field echo （FFE）	field echo （FE）
spoiled gradient echo 扰相梯度回波	FLASH	SPGR	T1-FFE	T1-FFE
coherent gradient echo 相干梯度回波	FISP	GRASS	FFE	SSFP
steady state free precesion 自由进动稳态	PSIF	SSFP	T2-FFE	
true FISP 真稳态进动	true FISP	FIESTA, COSMIC	balanced FFE	true SSFP
ultrafast gradient echo 2D with preparation pulse 2D 脉冲准备快速梯度回波	turbo FLASH	fast GRE, fast SPGR	TFE	T1-FFE
ultrafast gradient echo 3D with preparation pulse 3D 脉冲准备快速梯度回波	MPRAGE	3D FGRE, 3D Fast SPGR, BRAVO	3D TFE	3D FFE
volume-interpolated 3D GRE 3D 容积梯度回波	VIBE	LAVA	THRIVE	3D Quick
susceptibility-weighted imaging 磁敏感成像	SWI	SWAN 2.0	SWIp	
pulsed, continuous, pseudo-continuous ASL 脉冲、连续、伪连续自旋标记	PASL, CASL, PCASL	PASL, CASL, PCASL	PASL, CASL, PCASL	
平面回波				
echo planar imaging 平面回波	EPI	EPI	EPI	EPI
diffusion-weighted imaging 扩散加权成像	DWI	DWI	DWI	
BOLD-weight imaging 血氧成像	GRE EPI	GRE EPI	GRE EPI	GRE EPI
turbo gradient spin echo（GRASE） 快速梯度自旋回波	turbo GSE, TGSE		GRASE	hybrid EPI

1. MRI 脉冲序列的基本参数　一个脉冲序列有许多变量,统称为序列成像参数,选择不同成像参数得到不同类型图像。序列的主要成像参数包括:① TR:指脉冲序列一个周期所需要的时间,即从第一个射频激发脉冲至下一周期同一脉冲的时间间隔。TR 延长,图像信噪比提高,允许扫描层数增多,T2 权重增加,T1 权重减少,检查时间延长;反之 TR 降低,信噪比降低,允许扫描层数减少,T2 权重减少,T1 权重增加,检查时间缩短。②回波时间(echo time,TE):指射频激发脉冲与产生回波之间的间隔时间。TE 与信号强度呈反比,TE 延长,信噪比降低,T1 权重减少;TE 缩短,信噪比增加,T1 权重增加。③反转时间(inversion time,TI):指反转恢复类脉冲序列中,180° 反转射频脉冲与 90° 激励脉冲之间的时间间隔。④翻转角(flip angle):射频脉冲激发下质子磁化矢量方向发生偏转,偏离的角度称为翻转角或激发角。常用翻转角有 90° 和 180°,相应的射频脉冲分别被称为 90° 和 180° 脉冲,快速成像序列采用小角度激励技术,其翻转角 <90°。⑤信号激励次数(number of excitations,NEX):又称信号采集次数(number of acquisitions,NA),指每一个相位编码步级采集信号的重复次数,NEX 增大,图像信噪比增加,图像伪影减少,但扫描时间延长。⑥视野(field of view,FOV):由图像水平和垂直两个方向的距离决定,最小 FOV 与梯度场强的峰值和梯度间期有关。⑦矩阵(matrix):指频率编码和相位编码方向采集的像素数目,矩阵 = 频率编码次数 × 相位编码次数,如频率编码次数为 256,相位编码次数为 192,则矩阵为 256×192。⑧带宽(bandwith,BW):指接收信号的频率范围,即读出梯度采样频率的范围,采用低频率编码梯度和延长读出间期可获得窄带宽。

2. 自旋回波序列　SE 序列是 MRI 成像最基础的序列。标准 SE 序列由一个 90° 射频激发脉冲与一个 180° 聚焦脉冲组成,90° 射频激发脉冲至产生回波需要的时间为 TE,相邻两个 90° 射频激发脉冲之间的时间为 TR。90° 射频激发脉冲将纵向磁化矢量(M_z)完全翻转至横向磁化矢量(M_{xy}),此时撤去激发脉冲后,氢质子开始自旋失相位,在 TE/2 时间施加 180° 聚焦脉冲,再经过 TE/2,失相位横向磁化矢量重聚产生回波信号。SE 序列优点为能够获取特定对比的图像,包括 T1、T2 及 PD 加权成像,缺点是扫描时间较长。为缩短扫描时间,提高成像速度,在 SE 序列基础上发展快速自旋回波序列(fast spin echo,FSE),在一个 90° 射频激发脉冲后利用多个(>2 个)180° 聚焦脉冲产生多个自旋回波,自旋回波的数目为 FSE 序列的回波链长度。在其他成像参数不变的情况下,回波链越长,采集时间将按比例缩短,假设回波链 =N,FSE 序列的采集时间是 SE 序列的 1/N,因此 FSE 序列在临床广泛应用。

3. 反转恢复序列　反转恢复序列(inversion recovery,IR)可以提高组织 T1 对比度,抑制某些组织的信号来改变对比度。通常在 SE 序列的基础上,90° 射频激发脉冲以前施加额外的 180° 翻转恢复脉冲,将纵向磁化矢量完全翻转至反方向,然后从反方向最大值开始恢复,经过一定的时间间隔 TI,再施加 90° 射频激发脉冲进行 SE 序列成像。常见的 IR 序列包括提高 T1 对比度的液体衰减反转恢复(fluid attenuated inversion recovery,FLAIR)序列,抑制脂肪信号的短时间反转恢复(short time inversion recovery,STIR)序列,抑制自由水的 T2 FLAIR 等。

4. 梯度回波序列　GRE 是在自由感应衰减(free induction decay,FID)信号产生后施加一定的梯度场,失相位梯度使 FID 信号衰减至零,然后大小相等方向相反的聚相位梯度场产生梯度回波 GRE。GRE 序列与 SE 序列相比,只使用 1 个射频脉冲,TE 比 SE 序列短,成像速度更快;使用小翻转角时,TR 时间更短,可以进行快速扫描,所以很多快速成像技术和血管成像技术等都是 GRE 序列。另外,GRE 序列没有 180° 聚相位脉冲,不能消除磁场不均匀性带来的相位漂移或化学位移,图像对比度受 T2* 的影响,所以磁敏感伪影和化学位移伪影比较明显。

5. 平面回波序列　EPI 实际上并不是独立的序列,而是使用梯度线圈连续正反切换的方式采集信号,信号的产生或者对比度仍然依赖于基础序列。由于连续切换梯度,K 空间填充采用连续迂回填充,每次射频结束后可采集完一个层面所有数据,因此扫描速度快,但对于磁场不均匀性非常敏感。

四、MRI 性能指标与质量控制

MRI 性能指标对于评价 MRI 整体性能很重要,而 MRI 设备质量控制是整体性能和临床诊断的保障。

1. MRI 性能指标　常用性能指标包括主磁场强度、主磁场均匀性、主磁场稳定性、梯度场强、梯度切换率、射频系统功率、接收线圈的单元数等,体现在图像质量上就是共振频率、图像信噪比、图像均匀度、空间线性、空间分辨率、最小层厚等。

2. MRI 质量控制　国际一些学术组织从 20 世纪 80 年代中后期开始先后对 MRI 设备的性能参数、性能测试、验收测试和安全提出标准。如 1988 年 NEMA 发布 MRI 参数的测试方法与标准;1990 年美国医学物理学家协会(American Association of Physicists in Medicine, AAPM)发布磁共振成像质量保证和体模的 1 号报告;1992 年 AAPM 发布磁共振成像系统验收测试的 6 号报告;2015 年 AAPM 发布关于 MRI 并行采集技术的应用和质量控制的 118 号报告。MRI 常规性能参数包括均匀度、信噪比、线性、空间分辨率、伪影、弛豫时间 T1 和 T2 的测量等,美国放射学会(American College of Radiology, ACR)协助提供了统一的检测模型。MRI 质量控制分为每日、每月和每季度,每日包括磁场均匀度、分辨率、空间线性测量,每月测试增加图像伪影分析,每季度测试包括了信噪比等的测试。这些测试对于确保 MRI 系统性能稳定、及时发现问题极其重要。

第三节　一体化 PET/MR 成像技术

一、概述

一体化 PET/MR 是目前最先进的影像设备,它的临床应用对医学影像技术的发展具有划时代意义。由于 PET 显像无法提供精确的解剖信息,因此推动了 PET/CT 的发展,2001 年 PET/CT 进入临床应用。但是,PET/CT 扫描并没有实现同步扫描,而是顺序扫描模式,先进行 CT 定位和螺旋扫描,然后进行 PET 扫描。在 PET/CT 设备的基础上西门子公司于 2011 年推出商品化的第一代一体化 PET/MR,实现了 PET 和 MRI 的同步扫描,随后飞利浦公司、GE 公司推出分体式的 PET-MRI 和 PET/CT-MRI 设备,GE 公司于 2014 年推出带有 TOF 技术的一体化 PET/MR 设备[10-12]。第一代一体化 PET/MR 实现了 PET 与 MRI 一体机的整合,但是 PET 探测器无 TOF 技术,也未对 PET 探测器进行很好的屏蔽;2013 年推出第二代 PET/MR,对重建算法进行了改进,但 PET 和 MRI 硬件无明显变化;第三代一体化具有 TOF 技术的 PET/MR 与第一代、第二相比较,PET 的 TOF 技术极大提高了 PET 图像质量和扫描速度,消除了 PET 图像"热器官"征象和"正电子穿透效应"伪影。

二、PET/MR 的结构

1. PET/MR 总体结构　PET/MR 总体结构包括磁体、梯度线圈、射频系统和表面线圈，以及与体线圈整合在一起的具有 TOF 技术的 PET 探测器环、电子学线路、数据处理、扫描机架、冷却系统和同步扫描床等。具有 TOF 技术的 PET 探测器和 MRI 信号传输均采用光纤技术以加速数据传输，并且达到提高信噪比目的。为了将 PET 与 MRI 之间的电、磁干扰降到最低程度，需要对 PET 探测器整体进行静磁场屏蔽、射频屏蔽和 γ 射线（511keV）屏蔽，以实现 PET 与 MRI 设备进行同步扫描功能。GE 公司 Signa PET/MR 的 MRI 孔径是 70cm，PET 探测器高度是 5cm，将 PET 探测器与 MRI 体线圈整合后，孔径由 70cm 减小为 60cm（图 1-3-1）。一体化 PET/MR 的附属设备包括 MRI 和 PET 的水冷机、MRI 和 PET 质量控制模型、PET 均匀度专用校正模型、呼吸门控、心电门控和指脉装置、MRI 线圈，以及图像后处理工作站。

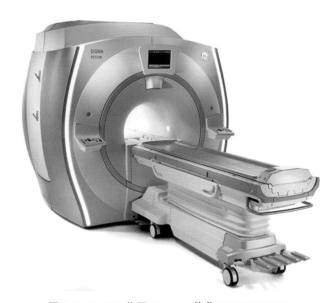

图 1-3-1　GE 公司 Signa 一体化 TOF PET/MR

2. PET/MR 的 PET 探测器结构　尽管一体化 PET/MR 设备中 PET 探测器成像原理与传统 PET、PET/CT 的 PET 相同，但是由于采用固相阵列式光电转化器（SiPM），其结构与传统的 PMT 和 APD 存在本质不同。PET 探测器由 LBS 晶体、SiPM 和后续电子线路组成。SiPM 不但具有很好的磁兼容性、热稳定性、高的增益和极高集成化，而且能够实现 PET 的 TOF 技术，PET 探测器配有专门的水冷机确保其更好发挥功能。将 LBS 晶体（6×9 阵列）与 SiPM（3×4 阵列）组合在一起后组成一个探测器块，然后由 5 个块组成一个探测器单元。探测器单元进行静磁场、射频和 γ 射线屏蔽后，与体线圈一起构成一个 PET 探测器环，其轴向视野 25cm。传统概念是以晶体数作为 PET 探测器环数，而最新一代 PET 探测器是以探测器块作为一个环，GE Signa PET/MR 的 PET 探测器由 5 个环组成。

三、PET/MR 衰减校正技术

衰减校正的实质就是计算物体的 LAC 在每条 LOR 的积分。可通过直接测量法和间接计算法进行衰减校正。直接测量法是通过体外放射源的透射扫描直接重建出物体的 LAC 分布,间接计算法则不需要进行放射源透射扫描,而是利用已知的图像信息估计出 LAC 分布进行衰减校正。在 PET 和 PET/CT 系统中,分别利用 ^{68}Ge 棒源透射扫描数据和 CT 扫描数据对 PET 进行衰减校正,均属于直接测量法。而在 PET/MR 系统中,MR 图像反映的是物体质子弛豫时间和密度分布的信息,无法通过 MR 图像直接获取物体的 LAC 分布,需要通过间接计算法来获取物体的 LAC 分布进行衰减校正。

基于 MR 的衰减校正(MR based attenuation correction, MRAC)方法主要有组织分类法、地图集法、发射数据重建法、透射扫描法。

1. 组织分类法　最新的一体化 TOF PET/MR 对 PET 探测器进行灵敏度校正、放射性核素衰减校正和探测器死时间校正与传统的 PET 和 PET/CT 类似。但是,对人体组织的 γ 射线衰减校正、γ 射线随机符合校正和 γ 射线散射校正均采用 MRI 图像信息。由于 MRI 成像视野限制,需要将 MRI 信号与 PET 未进行衰减校正(no attenuation correction, NAC)的 TOF 图像信息相结合以恢复人体轮廓[13,14]。首先由 MRI 序列获得人体组织的水、气体、软组织、脂肪组织和骨骼信息,再结合 PET 的 NAC 恢复人体轮廓,然后获得 MRAC 图(MRAC μ-map)对 PET 图像进行衰减校正。脂肪组织的衰减系数较小,但 MR 的 T1WI 或 T2WI 加权图像上脂肪组织均呈现高信号,在组织分类过程能够单独获得脂肪组织信息。MRAC μ-map 图像的矩阵与 PET 扫描矩阵大小一致,以提高 MRAC 的精确度。由于人体组织结构复杂性,采用人体图像谱能够提高组织分类的速度和精确性。此外,ZTE 技术对获得骨骼结构至关重要,骨皮质密度几乎是骨骼平均密度的 3 倍,只有获得骨骼皮质结构才能实现精准 MRAC。传统方法采用超短回波(ultra short echo time, UTE)技术获得骨骼结构,但是无法获得骨皮质的结构,而 ZTE 的零回波技术能够精准获得骨皮质的解剖结构[15,16]。TOF 技术有助于消除体内异物对 MRAC 的影响,提高 PET 图像的准确性。组织分类法具有速度快、鲁棒性好、解剖结构个体差异性小等优势,是目前 PET/MR 商业机型采用的衰减校正方法。Siemens 的一体机 Biograph mMR 系统和 Philips 的串联型 Ingenuity TF PET/MR 系统均是采用组织分类法进行衰减校正,在临床应用中得到了充分的肯定。

2. 地图集法　Montandon 等[17]在 2005 年首次提出了采用地图集的方法对 PET 进行衰减校正。该方法的提出并不是针对 PET/MR,而是为了取代透射扫描、减少扫描时间和辐射剂量提出的新的衰减校正方法。基于地图集的 MRAC 方法采用 MR-CT 地图集,通过将 MR 模板与病人的 MR 图像配准,并将配准所用的变换矩阵作用于 CT 模板,得到伪 CT 图像进行衰减校正[18-23]。与组织分类法相比,地图集法速度和鲁棒性都相对较差,解剖结构个体差异性对校正效果影响也很大。可以通过建立不同性别、年龄、体型等相应的地图集库,改善解剖结构个体差异性的影响。

3. 发射数据重建法　由于 PET 的发射数据包含组织衰减信息,因此可以利用 PET 的发射数据重建出组织 LAC 分布。通过增加约束条件和其他先验信息,可有效改善获取 LAC 分布的精度。MR 图像可以提供组织解剖结构,其中包含大量的组织衰减信息;TOF 信息可以限制 LOR 上符合事件的空间定位范围,改善放射性活度图像的信噪比,从而有利于准确地获取 LAC 分布。另外,由于 MR 扫描的视野较小,全身扫描在双臂处会出现截断伪影,而基于发射数据的 LAC 分布重建可以利用完整的发射数据对截断伪影进行有效校正。发射数据重建法虽然运算速度较慢,但得到的 LAC 分布精度较高,受解剖结构个体差异性影响较小,该方法具有非常好的前景,TOF PET/MR 系统也是发展的趋势。

4. 透射扫描法   不采用 MR 数据进行衰减校正,而是在 PET/MR 设备中置入放射性核素源,在数据采集时,同时获得发射数据和透射数据,并利用 TOF 技术将其区分,应用透射数据进行衰减校正[24]。透射扫描法具有较高的校正精度,并且可与发射数据同时扫描,不占额外的扫描时间,但给患者增加了辐射剂量,并且放射性核素源的置入增加了系统的复杂度,尤其是在 PET/MR 一体机中,空间限制是一个很大的挑战,因此,该方法适用于分体式 PET/MR 系统[25]。

四、PET/MR 的性能指标与质量控制

一体化 PET/MR 的 PET 探测器采用 LBS 晶体与 SiPM,具有磁兼容性、对温度稳定、最大的增益和极高时间分辨率,因此其性能远高于传统 PET 和 PET/CT,灵敏度达到 23cps/kBq,能量分辨率 11%,时间分辨率 <400ps,能够将正负电子湮灭作用发生位置定在 6cm 范围内。一体化 PET/MR 的 PET 和 MRI 的性能指标和质量控制参见第三章第三节相关内容。

(卢 洁   单保慈   赵国光)

参 考 文 献

1. 田嘉禾. PET、PET/CT 诊断学. 北京:化学工业出版社,2007.

2. Slomka PJ, Pan TS, Germano G. Recent advances and future progress in PET instrumentation. Semin Nucl Med, 2016, 46(1):5-19.

3. Muehllehner G, Karp JS. Positron emission tomography. Phys Med Biol, 2006, 51:R117-137.

4. Vandenberghe S, Mikhaylova E, D' Hoe E, et al. Recent developments in time-of-flight PET. EJNMMI Phys, 2016, 3(1):1-30.

5. 徐白萱,富丽萍,关志伟,等. PET/MR 与 PET/CT 的对比研究. 中华核医学与分子影像学杂志, 2014, 12(6):423-427.

6. Kolb A, Sauter AW, Eriksson L, et al. Shine-through in PET/MR imaging:effects of the magnetic field on positron range and subsequent image artifacts. J Nucl Med, 2015, 56(6):951-954.

7. Jung BA, Weigel M. Spin echo magnetic resonance imaging. J Magn Reson Imaging, 2013, 37(4):805-817.

8. Markl M, Leupold J. Gradient echo imaging. J Magn Reson Imaging, 2012, 35(6):1274-1289.

9. Blamire AM. The technology of MRI-the next 10 years? Br J Radiol, 2008, 81(968):601-617.

10. Zaidi H, Ojha N, Morich M, et al. Design and performance evaluation of a whole-body ingenuity TF PET-MR imaging system. Phys Med Biol, 2011, 56(10):3091-3106.

11. Herzog H, Lerche C. Advances in clinical PET/MRI instrumentation. PET Clin, 2016, 11(2):95-103.

12. Delso G, Fürst S, Jakoby B, et al. Performance measurements of the Siemens mMR integrated whole-body PET/MR scanner. J Nucl Med, 2011, 52(12):1914-1922.

13. Hofmann M, Bezrukov I, Mantlik F, et al. MRI-based attenuation correction for whole-body PET/MRI:quantitative evaluation of segmentation-and atlas-based methods. J Nucl Med,

2011, 52（9）: 1392–1399

14. Mehranian A, Zaidi H. Joint estimation of activity and attenuation in TOF-PET/MR using constrained Gaussian mixture models. IEEE Trans Med Imaging, 2015, 34（9）: 1808–1821.

15. Delso G, Wiesinger F, Sacolick LI, et al. Clinical evaluation of zero-echo-time MR imaging for the segmentation of the skull. J Nucl Med, 2015, 56（3）: 417–422.

16. Wiesinger F, Sacolick LI, Menini A, et al. Zero TE MR bone imaging in the head. Magn Reson Med, 2016, 75（1）: 107–114.

17. Montandon ML, Zaidi H. Atlas-guided non-uniform attenuation correction in cerebral 3D PET imaging. Neuroimage, 2005, 25（1）: 278–286.

18. Hofmann M, Bezrukov I, Mantlik F, et al. MRI-based attenuation correction for whole-body PET/MRI: quantitative evaluation of segmentation-and atlas-based methods. J Nucl Med, 2011, 52（9）: 1392–1399.

19. Hofmann M1, Pichler B, Schölkopf B, et al. Towards quantitative PET/MRI: a review of MR-based attenuation correction techniques. J Nucl Med, 2009, 36（1）: S93–S104.

20. Visvikis D, Monnier F, Bert J, et al. PET/MR attenuation correction: where have we come from and where are we going? Eur J Nucl Med Mol Imaging, 2014, 41（6）: 1172–1175.

21. Malone IB, Ansorge RE, Williams GB, et al. Attenuation correction methods suitable for brain imaging with a PET/MRI scanner: a comparison of tissue atlas and template attenuation map approaches. J Nucl Med, 2011, 52（7）: 1142–1149.

22. Beyer T, Weigert M, Quick HH, et al. MR-based attenuation correction for torso-PET/MR imaging: pitfalls in mapping MR to CT data. Eur J Nucl Med Mol Imaging, 2008, 35（6）: 1142–1146.

23. Hofmann M, Steinke F, Scheel V, et al. MRI-based attenuation correction for PET/MRI: a novel approach combining pattern recognition and atlas registration. J Nucl Med, 2008, 49（11）: 1875–1883.

24. Mollet P, Keereman V, Clementel E, et al. Simultaneous MR-compatible emission and transmission imaging for PET using time-of-flight information. IEEE transactions on medical imaging, 2012, 31（9）: 1734–1742.

25. 高艳, 赵晋华. PET/MR 衰减校正技术的研究进展. 中国医疗设备, 2015, 30（7）: 75–78.

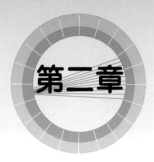

PET 示踪剂和 MRI 对比剂

第一节 PET 示踪剂

放射性药物是指可用于临床诊断或治疗的放射性核素或其标记的单质、化合物及生物制剂,可分为 SPECT 示踪剂、PET 示踪剂和治疗药物三类。PET 示踪剂是指采用正电子放射核素标记的化合物,由于正电子放射核素大多属于短半衰期的核素,所以标记方法、原理和长半衰期核素标记的药物有一定的区别,一般需要采用自动化学合成方法。正电子放射核素多由回旋加速器或发生器获得,常用的有 ^{11}C、^{13}N、^{15}O 和 ^{18}F 等,它们是组成人体生命的基本元素,其标记化合物的代谢过程反映了机体生理和生化功能的变化。新型 PET 示踪剂的研发和临床应用,对于疾病的诊断和治疗具有重要价值,但是我国 PET 示踪剂的临床应用发展缓慢[1,2]。

从医用回旋加速器获得的正电子放射性核素大部分需要经过放射化学合成系统合成,制备成 PET 示踪剂才可以应用,而 ^{13}N-$NH_3 \cdot H_2O$ 和 ^{18}F-NaF 经过纯化和无菌处理后就可以直接应用。表 2-1-1 是常用正电子核素的物理性能[2,3]。

表 2-1-1 常用几种正电子核素的物理性能

正电子核素	半衰期(min)	制备核反应过程
Carbon-11 [^{11}C]	20.5	$^{14}N(P,\alpha)^{11}C$
Nitrogen-13 [^{13}N]	10	$^{16}O(P,\alpha)^{13}N$
Oxygen-15 [^{15}O]	2.1	$^{14}N(d,n)^{15}O$
		$^{15}N(P,n)^{15}O$
Fluorine-18 [^{18}F]	110	$^{18}O(p,n)^{18}F$
		$^{20}Ne(d,\alpha)^{18}F$

一、PET 示踪剂的合成

PET 示踪剂合成属于标记化合物制备的一种,通常需使用正电子合成仪,常用的正电子合成仪分为 ^{18}F 标记和 ^{11}C 标记合成仪,按照合成示踪剂的种类又分为专用合成仪和多功能合成仪[4]。由于 ^{18}F 标记的化合物较 ^{11}C 标记的化合物半衰期长,目前临床主要使用的是 ^{18}F 标记的正电子放射性药物,如 ^{18}F-FDG。

1. ^{18}F 标记方法　^{18}F 标记示踪剂合成的放射化学反应主要有亲电取代氟化反应和亲核取代氟化反应两种标记方法,后者使用较为广泛。亲电氟代标记方法是具有亲电性的 ^{18}F 试剂通过加成或取代连接到富电子的芳环或双键等基团上。亲核氟代标记方法主要使用离子状态 ^{18}F$^-$,与阳离子配对,然后在无水极性非质子溶剂中同前体化合物进行亲核反应[5]。

2. ^{11}C 标记方法　^{11}C 正电子核素可以取代生物内源性或外源性有机分子中任意位置的 C 原子,而不会导致该分子化学性质发生改变,可以灵活多样地标记化合物。但由于 ^{11}C 的半衰期较短,仅局限于具有回旋加速器的场地使用。通常加速器生产 ^{11}C-CO$_2$,进一步转化为 ^{11}C-CH$_3$I 或 ^{11}C-CH$_3$OTf 为起始物,标记前体化合物应有较高反应活性,易于从 ^{11}C-CH$_3$I 或 ^{11}C-CH$_3$OTf 快速高效地化学合成[3]。

二、PET 示踪剂的临床应用

PET 示踪剂对神经和心血管系统疾病、肿瘤的早期诊断、制定治疗方案、指导靶向治疗和疗效观察,均具有重要的临床价值。

1. 神经系统的 PET 示踪剂　PET 示踪剂能够特异性显示神经受体、酶活性,表 2-1-2 和表 2-1-3 分别是神经系统疾病常用的示踪剂和神经受体示踪剂,其中部分已经获得 CFDA 批准,广泛应用于临床[6,7]。

表 2-1-2　神经系统疾病常用的示踪剂

	肿瘤	痴呆	帕金森病	抑郁症	癫痫	炎症
^{18}F-FDG	+					
^{18}F-FLT	+					
^{18}F-DOPA			+			
^{11}C-MET	+					
^{11}C-PIB		+				
^{11}C-CFT			+			
^{11}C-raclopride			+			
^{11}C-flumazenil					+	
^{11}C-PK11195						+

2. 肿瘤的 PET 示踪剂　PET 示踪剂对肿瘤的诊断是临床研究和应用的热点,^{18}F-FDG 是目前应用最多的肿瘤代谢示踪剂,^{11}C-MET 是广泛应用的氨基酸代谢示踪剂,^{18}F-FLT 是核酸代谢示踪剂,其他类肿瘤示踪剂有肿瘤受体示踪剂(如奥曲肽)、肿瘤乏氧示踪剂(如 ^{18}F-MISO)等。表 2-1-4 是临床常用的肿瘤正电子示踪剂。临床通常按照肿瘤类型选择 PET 示踪剂,有时需要联合应用不同的示踪剂以提高诊断的准确性,研究报道 ^{18}F-FDG 和 ^{11}C-MET 联合应用诊断脑胶质瘤、^{18}F-FDG 和 ^{18}F-FLT 联合应用诊断肺癌等[1]。随着精准医学的发展,必将进一步推动特异性示踪剂的研发[8]。

表 2-1-3 神经系统常用的受体示踪剂

核素	PET 示踪剂	作用机制
^{11}C 标记	^{11}C-raclopride	多巴胺 D2 受体显像剂
	^{11}C-methylspiperone	多巴胺 D2 受体显像剂
	^{11}C-flumazenil	苯二氮䓬受体显像剂
	（R）-^{11}C-MDL-100907	5-HT2A 受体显像剂
	^{11}C-SB235753	多巴胺 D4 受体显像剂
	^{11}C-methylbenperidol	多巴胺 D2 受体显像剂
^{18}F 标记	^{18}F-methylspiperone	多巴胺 D2 受体显像剂
	^{18}F-altanserine	5-HT2A 受体显像剂
	^{18}F-flumazenil	苯二氮䓬受体显像剂

表 2-1-4 常用的肿瘤正电子示踪剂

	早期诊断	肿瘤分期	治疗方案	靶向治疗	进展检测	疗效观察
^{18}F-FDG	+++	++	++		+	++
^{18}F-FLT	+++	+	++	++	+++	++
^{18}F-FECH	+++	++	++		++	++
^{18}F-FET	+	+	++			++
^{18}F-FES		++	+++	+++	+	+++
^{18}F-FDHT		++	+++	+++	+	+++
^{18}F-FMISO			+++			+++
^{18}F-annexin V			++			++
^{18}F-DOPA	++	++	++	++	++	++
^{18}F-5FU	+				++	++
^{18}F-FHBG						+++
^{11}C-choline	+++	++	++		++	++
^{11}C-PD153035	+		+	+++		+++
^{11}C-MET	+	+	++			++
^{68}Ga-DOTANOC	++	++	++	++		++

3. 心血管系统的 PET 示踪剂 与神经系统和肿瘤的 PET 示踪剂相比,心血管系统示踪剂发展缓慢。通常应用 ^{18}F-FDG 检测心肌存活性,^{13}N-NH$_3$ 检测心肌血流灌注,两者相结合提高对冠心病的诊断和疗效评估[9]。

三、^{18}F-FDG 的原理及应用

^{18}F-2- 氟 -2- 脱氧 -D- 葡萄糖（ 2-18fluoro-2-deoxy-D-glucose，^{18}F-FDG ）目前是使用范围最广泛的 PET 显像药物，通过 PET/CT 成像，可反映机体器官、组织和细胞利用葡萄糖的分布和摄取水平，主要用于肿瘤的诊断和肿瘤疗效评价（如术前诊断、疗效观察、复发转移诊断 ），心脏疾病诊断（心肌存活评价、疗效观察等 ），脑部疾病诊断（如癫痫的诊断与疗效观察、阿尔茨海默病、帕金森病等 ）。一种与天然葡萄糖结构类似的放射性核素 F-18 标记化合物，标记位置为天然葡萄糖结构中 2 号碳原子。^{18}F-FDG 与天然葡萄糖一样，进入细胞外液后能够被细胞膜的葡萄糖转运蛋白跨膜转运到细胞液内，然后被己糖激酶磷酸化生产 ^{18}F-FDG-6-PO$_4$，磷酸化的 ^{18}F-FDG 获得极性后不能自由出入细胞膜，也不能被磷酸果糖激酶所识别而进一步代谢，因此滞留在细胞内[10]。

^{18}F-FDG 最常用的定量评价指标是标准摄取值（ standard uptake value，SUV ），指静脉注射 ^{18}F-FDG 后局部组织摄取与全身平均摄取 ^{18}F-FDG 放射性活度的比值，临床上最常用最大标准摄取值（ maximal standard uptake value，SUV$_{max}$ ）和平均标准摄取值（ mean standard uptake value，SUV$_{mean}$ ），对鉴别肿瘤良、恶性、分期、分级、肿瘤治疗预后等具有重要意义，但 SUV 值受患者体重、身高、血糖、药物注射时间、显像时间、显像条件和后期图像处理等很多因素的影响。

第二节　MRI 对比剂

对比剂（ contrast media，contrast agents ）指通过某种途径引入机体，能使某器官或组织的图像与其周围结构或组织产生差别的物质。MRI 通过选择适当的脉冲序列与时间参数，能够反映病变组织的特征，但正常组织与病变组织的弛豫时间有重叠，所以常规 MRI 平扫提供的病变信息有限，应用对比剂能够改变组织的弛豫时间和信号强度，提高疾病诊断的敏感性和特异性。

一、MRI 对比剂的分类

物质在磁场中产生磁性的过程称为磁化，不同物质在单位磁场中产生磁化的能力称为磁敏感性（也称磁化率），用磁化强度表示。MRI 对比剂是顺磁性物质，能够与氢核的磁场相互作用，通过影响 T1 和 T2 弛豫时间，改变组织的信号强度。根据磁敏感性的不同，MRI 对比剂分为顺磁性对比剂、超顺磁性对比剂和铁磁性对比剂。按照 MRI 对比剂是否具有特异性，又分为特异性对比剂和非特异性对比剂。根据对比剂强化效果的不同，可以分为阳性对比剂和阴性对比剂。临床常用的 MRI 对比剂见表 2-2-1。

1. 顺磁性对比剂　某些金属（如钆、锰等）离子具有顺磁性，其原子具有几个不成对的电子，多个未成对电子自旋产生的局部磁场能够缩短邻近水中氢质子的弛豫时间，主要为缩短 T1 弛豫时间，临床主要利用其 T1 效应作为 T1WI 的阳性对比剂。顺磁性 MRI 对比剂通常采用 Gd^{3+}，由于游离的钆离子对肝脏、脾脏和骨髓有毒性作用，临床最常使用的是 DTPA 的螯合物。钆喷酸葡胺（ gadopentetate dimeglumine，Gd-DTPA，磁显葡胺，马根维显 ）1982年研制成功，1983 年应用于临床，是广泛使用的非特异性 MRI 对比剂[11]。Gd-DTPA 是最常用的阳性对比剂，由于钆含有 7 个未成对电子，所以具有很强的顺磁性，可以同时缩短组

表 2-2-1 临床常用的 MRI 对比剂

项目	钆弗塞胺	钆双胺	钆喷酸葡胺	钆贝葡胺	钆塞酸二钠盐	钆特醇	钆布醇	钆特酸葡甲胺
简称	Gd-DTPA-BMEA	Gd-DTPA-BMA	Gd-DTPA	Gd-BOPTA	Gd-EOB-DTPA	Gd-HP-DO3A	Gd-BT-DO3A	Gd-DOTA
商品名	欧浦迪	欧乃影	马根维显	莫迪司	普美显	普海司	加乐显	多它灵
类型	非离子线型	非离子线型	离子线型	离子线型	离子线型	非离子环型	非离子环型	离子环型
浓度（mol/L）	0.5	0.5	0.5	0.5	0.25	0.5	1.0	0.5
热力常数	16.6	16.9	22.5	22.6	23.5	23.8	21.8	25.6
条件稳定性常数（pH=7.4）	15	14.9	18.4	18.4	18.7	17.1	14.7	19.3
推荐剂量（mmol/kg）	神经系统 0.1 肝脏 0.1	体部 0.1 神经系统 0.1 肾脏 0.1 胸腹盆部 0.1	神经系统 0.1 颅外/脊柱外 0.1 体部 0.1	神经系统 0.1 MRA 0.1	肝脏 0.025	神经系统 0.1 颅外/脊柱外 0.1	神经系统 0.1 肝脏 0.1 肾脏 0.1 MRA 0.1 全身 0.1	神经系统 0.1 颅外/脊柱外 0.1 体部 0.1
T1/2		<5s	<5s	<5s	<5s	3.9h	43h	338h
渗透压（mOsmol/kg）	1110	780	1960	1970	688	1910	1390	1350
黏滞度（mPa·s）		1.90	5.06	5.30	1.19	1.30	4.96	2.0
弛豫值（3T,in plasma, 37℃）[L/(mmol·s)]	4.5	4.0	3.7	5.5	6.2	3.7	5.0	3.5
弛豫率 r1/2 1.5T		4.3/5.2	4.1/4.6	6.3/8.7	6.9/8.7	4.1/5.0	5.2/6.1	3.6/4.3
弛豫率 r1/2 3.0T		4.0/5.6	3.7/5.2	5.5/11.0	6.2/11	3.7/5.7	5.0/7.1	3.5/4.9
排泄	肾脏	肾脏	肾脏	肾脏 4%~5% 肝胆	50% 肾脏 50% 肝胆	肾脏	肾脏	肾脏

织的 T1 值和 T2 值。但是组织的 T1 值远远大于 T2 值,所以在小剂量的时候,主要表现为 T1 值缩短,T1WI 上表现为高信号,通常注射剂量为 0.1mmol/kg(0.2ml/kg)。Gd-DTPA 主要通过肾小球滤过,正常人半衰期约 1.5h,注射 7 天后,90% 由尿中排出,7% 由粪便排泄,体内剩余 <3%。

2. MRI 阴性对比剂 超顺磁性和铁磁性对比剂属于阴性对比剂,可以缩短 T2 和 T2* 值,在 T2WI 上表现为低信号,如 SPIO(超顺磁氧化铁)。

3. 特异性对比剂 对比剂被体内的某种组织吸收、并停留较长时间,主要有器官特异性分布对比剂、血池对比剂和其他特异性对比剂。器官特异性分布对比剂目前主要是肝胆管对比剂 Gd-EOB-DTPA(钆塞酸二钠盐)、Gd-BOPTA(钆贝葡胺),均为阳性对比剂;血池对比剂如钆美箬醇;其他特异性对比剂包括主动靶向对比剂、反应性对比剂、pH 敏感性对比剂,其中 pH 敏感性对比剂尚在研究中。此外,还有超顺磁性的阴性对比剂,被正常肝脏内网状内皮细胞摄取后,表现为低信号。

4. 双标记对比剂 随着近年来一体化 PET/MR 的临床应用,PET 与 MR 双标记对比剂的研发逐渐兴起,将 ^{18}F 或 ^{68}Ga 标记方法与 MRI 对比剂化学合成技术结合起来获得双标记的探针,如 ^{18}F-RGD-Gd-DTPA、^{68}Ga-RGD-SPIO 和 ^{18}F-octreotide-Gd-DTPA,这些研究对科研和临床具有重要意义[12-14]。

二、MRI 对比剂的临床应用

1. 全身各部位病变 静脉注射 MRI 对比剂如 Gd-DTPA,适用于全身各部位的病变,包括颅脑、脊髓、头颈部、胸部、乳腺、腹部、盆腔及骨骼肌肉等,根据增强后病变的信号特征,有助于疾病的诊断和鉴别诊断。

2. 提高小病灶的检出率 增加 MRI 对比剂的剂量有助于提高小病灶的检出,如 Gd-DTPA 常规使用剂量为 0.1mmol/kg,通过注射双倍或三倍剂量(0.2~0.3mmol/kg)可提高信号强度,增加小病灶的检出率,如小转移瘤,上述两种剂量在安全性和副作用方面无显著差别。

3. 组织血流灌注成像 MRI 灌注加权成像(perfusion weighted-imaging, PWI)通过静脉团注对比剂 Gd-DTPA(0.1~0.2mmol/kg,注射速度 3.5~5ml/s)进行连续动态扫描,能够获得组织的血流灌注信息,对急性期脑梗死、肿瘤鉴别诊断和疗效评估均具有重要价值。

三、MRI 对比剂不良反应和处理

MRI 对比剂不良反应的发生率仅 0.06%,但重度不良反应危及患者生命,因此必须掌握不良反应的表现,及时进行抢救[15,16]。对比剂不良反应根据程度分为轻、中及重度:

1. 轻度 患者症状及体征轻,可自限。症状包括出汗、瘙痒、皮疹、荨麻疹、皮肤苍白或潮红、恶心、咳嗽、头痛、头晕、颜面部肿胀、发热、寒战、焦虑。对于发生轻度不良反应的患者,需观察直至确认症状缓解或者没有进展,一般不需治疗。

2. 中度 患者症状和体征较明显,表现为全身性或弥漫性红斑、心动过速或心动过缓、轻度低血压、高血压、支气管痉挛、喉头水肿。病情可能进展,甚至危及生命,必须立即治疗,密切监测生命体征,开放静脉通道。

3. 重度 常常危及患者生命,表现为严重低血压、严重心律失常、心脏骤停、意识丧失、喉头水肿、惊厥。需马上识别并立即积极抢救,密切监测生命体征,开放静脉通道;一旦出现过敏性休克,应立即置患者于卧位,头偏向一侧,及时给予氧气吸入,如有分泌物立即清除,保持呼吸道通畅,以纠正组织缺氧;并立即给予肾上腺素 1mg 皮下注射,建立静脉通道及时补充血容量,给予扩容升压抗休克,抗过敏药物,必要时给予呼吸兴奋剂,血管活性药物等[12,13]。

(卢　洁　梁志刚　赵国光)

参 考 文 献

1. 潘中允. 实用核医学. 北京: 人民卫生出版社, 2014: 88–106.

2. Welch MJ, Redvanly CS. Handbook of radiopharmaceuticals: radiochemistry and applications. John Wiley & Sons, Ltd. 2005, 501–527.

3. Li Z, Conti PS. Radiopharmaceutical chemistry for positron emission tomography. Adv Drug Deliv Rev, 2010, 62 (11): 1031–1051.

4. Boschi S, Lodi F, Malizia C, et al. Automation synthesis modules review. Appl Radiat Isot, 2013, 76 (6): 38–45.

5. Jacobson O, Kiesewetter DO, Chen X. Fluorine-18 radiochemistry, labeling strategies and synthetic routes. Bioconjug Chem, 2015, 26 (1): 1–18.

6. Nasrallah I, Dubroff J. An overview of PET neuroimaging. Semin Nucl Med, 2013, 43 (6): 449–461.

7. Honer M, Gobbi L, Martarello L, et al. Radioligand development for molecular imaging of the central nervous system with positron emission tomography. Drug Discov Today, 2014, 19 (12): 1936–1944.

8. Suchorska B, Tonn JC, Jansen NL. PET imaging for brain tumor diagnostics. Curr Opin Neurol, 2014, 27 (6): 683–688.

9. Papadimitriou L, Smith-Jones PM, Sarwar CM, et al. Utility of positron emission tomography for drug development for heart failure. Am Heart J, 2016, 175 (5): 142–152.

10. Izuishi K, Yamamoto Y, Mori H, et al. Molecular mechanisms of [18F] fluorodeoxyglucose accumulation in liver cancer. Oncol Rep, 2014, 31 (2): 701–706.

11. deHaën C. Conception of the first magnetic resonance imaging contrast agents: a brief history. Top Magn Reson Imaging, 2001, 12 (4): 221–230.

12. Lee HY, Li Z, Chen K, et al. PET/MRI dual-modality tumor imaging using arginine-glycine-aspartic (RGD)-conjugated radiolabeled iron oxide nanoparticles. J Nucl Med, 2008, 49 (8): 1371–1379.

13. Kumar A, Zhang SR, Hao GY, et al. Molecular platform for design and synthesis of targeted dual-modality imaging probes. Bioconjug Chem, 2015, 26 (3): 549–558.

14. Sandiford L, de Rosales RT. The use of contrast agents in clinical and preclinical PET-MR imaging. PET Clin, 2016, 11 (2): 119–128.

15. Fakhran S, Alhilali L, Kale H, et al. Assessment of rates of acute adverse reactions to gadobenatedimeglumine: review of more than 130, 000 administrations in 7.5 years. AJR Am J Roentgenol, 2015, 204 (4): 703–706.

16. Cochran ST, Bomyea K, Sayre JW. Trends in adverse events after IV administration of contrast media. AJR Am J Roentgenol, 2001, 176 (6): 1385–1388.

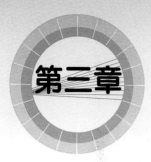

第三章

一体化 PET/MR 操作流程

第一节　一体化 PET/MR 操作安全

一体化 PET/MR 涉及放射性核素防护、MRI 磁场的电磁辐射等,因此需要工作人员既熟悉放射性示踪剂的防护知识,又掌握 MRI 的相关安全知识。工作人员上岗前,仔细阅读 PET/MR 说明书,进行安全培训,工作中高度重视操作安全,严格遵守规章制度,避免发生不良事件。

一、MRI 操作安全

一体化 PET/MR 基于 3.0T 的 MRI,安装机房需要符合磁防护和 511keV γ 射线放射性防护的要求。MRI 检查无任何电离辐射,对患者及工作人员都是安全的,但由于存在非常强大的磁场,检查间周围应有安全警示标识,严禁将铁磁性物品及电子产品带入检查间,避免发生抛射伤害导致的意外伤亡。此外,需要监测操作室、设备间空气中的含氧量,防止氦或氮泄漏,空气中氧浓度应符合国家法律或法规。

工作人员必须掌握 MRI 检查禁忌证:①绝对禁忌证:体内装有心脏起搏器、神经刺激器者、人工耳蜗等;体内有金属异物者应禁止扫描。②相对禁忌证:体内植入物如钢针、钢板、人工关节、动脉瘤夹闭术后、冠状动脉支架术后等,需经手术医生确认为非磁性物体才可进行检查;幽闭恐惧症患者;需生命支持及抢救的危重患者;高热患者;有义齿的患者检查前去除义齿;检查盆腔的女性患者,需取出金属节育环;妊娠期、哺乳期妇女、婴儿应征得医生同意再进行扫描等。受检者和陪同人员进入检查间前,去除身上所有金属物品,轮椅、担架、检查床、氧气瓶、监测设备等严禁进入检查间,吸氧患者使用氧气袋,行动不便患者使用无磁轮椅或无磁检查床。受检者进入检查间前更换检查服,受检者与陪同人员进入检查间前,去除身上所有金属物品。工作人员严禁携带铅罐、金属注射器防护套等物品进入检查间。

MRI 检查时工作人员指导受检者出现不适时使用报警装置;受检者佩戴听力保护设备,避免噪声引起的不适;受检者摆位时双手分开不与身体其他部位形成环路;可以使用衬垫避免受检者皮肤受到灼伤(图 3-1-1);患者定位激光灯经过眼睛时,嘱受检者闭眼;增强检查注意受检者是否有不良反应,一旦发现立即停止检查,及时进行抢救处理(对比剂不良反应处理见第二章第二节的相关内容)。

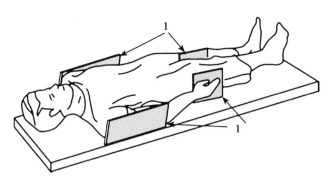

图 3-1-1 MRI 检查时正确放置衬垫示意图

二、PET 操作安全

由于 PET 检查使用放射性示踪剂,放射源和放射性示踪剂应由专人管理,操作必须遵守相关的规章制度,检查的医疗废物均按放射性垃圾处理。受检者检查前使用专用卫生间排尿,对于有留置导尿、注射点有血液外渗的患者需要注意放射污染,污染衣物及时更换,放射性污染处理严格按照规范的处理方法处置,严禁扩大污染范围和场所。受检者 24h 内不接触孕妇及婴幼儿;适量饮水以利药物排出体外。

工作人员要注意个人防护,工作时间一定要佩戴剂量笔,进入高活区(治疗室)必须穿隔离服、铅衣、戴铅帽、防护眼镜、手套等防护用品,防止放射性物质经呼吸道、消化道、皮肤伤口进入体内,同时携带表面测污仪。工作人员应操作熟练,尽量减少射线接触时间;每次操作完毕后对操作台周围进行核素水平测量,并做好清洁工作,定期对地面进行清洗;放射性废物投入专门的废物桶。工作完毕后淋浴,更换工作服。

第二节 PET/MR 质量控制

一体化 PET/MR 是目前国际最高端的影像学设备,为获得高质量的 PET/MR 图像,必须重视质量控制,其质量控制包括 PET、MRI 和 PET/MR 三部分。整体的 PET/MR 性能检测应在设备安装好进行,且至少每年一次,技师应负责进行机器的日常质量控制。

一、PET 质量控制

PET 质量控制使用专门的校正源,包括均匀度校正源、系统校正源、PET 与 MR 配准校正源三个模型。放射源必须妥善保存,由专人管理[1-3]。PET 探测器需要进行日、周和季度的质量控制,从而保证仪器的高精度和灵敏度。

1. 每日质量控制 每天监测和控制环境温度、湿度,以及设备整体运行情况;每天观察本底计数率:本底计数反映探测器对周围环境的响应情况。一般情况下,计数率应相对稳定,如果起伏幅度较大则可能提示环境污染、线路接触不良或冷却系统问题。

每天开始进行检查前必须做 PET 的日常质量控制,使用均匀度校正模型,评价 PET 的当前性能。步骤如下:卸下扫描床的所有模型,并清除检查间内的放射源;选择每日质量控制程序,获取当前读数;定位 ^{68}Ge 的均匀性模型;系统执行质量控制扫描,计算机处理采集数据,扫描完成后显示结果,包括:Coincidence rate、Singles、Block busy、Timing change 和

Gain change。每日质量控制的整个过程大约需要 5min,结束后卸下均匀度校正模型,放回源库。

2. 每周和每季度质量控制 每周、每季度质量控制流程与每日相同,区别在于每周质量控制增加符合时间窗校正,每季度质量控制增加检测符合、单计数、符合时间窗、能量定位校正。

3. 质量控制注意事项 ①校正源更换:^{68}Ge 的半衰期是 270.8 天,约 9 个月,随着时间推移,放射性活度减低,一般 2 年后需要更换源模型。②对每日质控的均匀度数据进行动态监测,如果均匀度和其他参数异常,需要重新进行均匀度、符合时间、井型校正、死时间校正和散射校正等。

二、MRI 质量控制

评价 MRI 成像质量的主要指标包括图像信噪比、磁场均匀度、几何精度、系统分辨率等。在 MRI 成像中,影响图像信噪比的因素非常复杂,比如系统磁场、线圈性能;磁场屏蔽特性、图像重建和处理方法以及扫描参数的选择都会对 MRI 图像信噪比产生不同程度的影响。MRI 系统分辨率主要由梯度场的性能决定,如果梯度场的线性度变差,或是主磁场的稳定性变差,都会使空间分辨率变差。MRI 主磁场不均匀、梯度场的线性度差、梯度场的空间对称性不佳、射频线圈发射的射频场不均匀,或接收线圈的敏感场不均匀等因素均会导致图像的均匀性或空间一致性变差。因此,MRI 的每日质量控制(MRI daily QA)非常重要,每日开机后检查设备间磁体温度是否正常,检查设备间、磁体间、操作间的温湿度是否正常,并监测 MRI 整体系统或线圈性能。每日质量控制采用专门的检测模型,一般测量磁场均匀性、分辨率、伪影等级和几何精度等。步骤如下:在扫描床上设置所需的线圈和模型;对线圈和模型进行定位标记;系统执行质量控制扫描;进行均匀性、分辨率等系统性能参数测试。另外需要定期对 MR 每日质量控制数据进行动态分析,获得 MRI 整体性能和线圈信息,并及时解决发现的问题。

第三节 一体化 PET/MR 全身扫描方案

一体化 PET/MR 与 PET/CT 相比,由于 MRI 扫描时间较长,而且序列众多,扫描流程相对复杂,因此如何优化检查方案,既满足临床诊断需要,又尽量缩短扫描时间,是目前面临的主要问题[4,5]。临床大多数进行一体化 PET/MR 检查的患者需要全身扫描,由于不同部位需要相应的扫描序列、扩散加权成像根据扫描部位选择不同 b 值、胸腹部应用呼吸门控技术提高图像质量等,这些因素为一体化 PET/MR 的临床应用提出了挑战[6]。本节主要介绍一体化 PET/MR 的全身扫描流程(以 GE 公司 Signa 一体化 TOF PET/MR 机型,示踪剂 ^{18}F-FDG 为例),各部位的具体扫描流程见本书的相应章节。

一、检查前准备

1. 检查前应至少禁食 4h 以上,禁食期间可以饮用不含糖的水,检查前一天禁酒、禁做剧烈或长时间运动;糖尿病受检者应将血糖浓度控制在正常范围;检查当日家属陪同。

2. 接诊医生采集详细病史,核对申请单,确认患者信息、检查目的和检查方案;确认有无 MRI 检查禁忌证;告知检查流程、注意事项等。

3. 测量身高、体重、血糖并建立静脉通道；根据体重计算药物注射剂量，例如示踪剂 ^{18}F-FDG 3.7MBq/kg，对比剂 0.1mmol/（L/kg）；常规注射放射性示踪剂（^{18}F-FDG）检查的受检者，注射完毕后进行视听封闭，调暗休息室灯光亮度，温度控制在 22℃左右，卧床闭目休息 40min，其间避免交谈、进食和咀嚼；动态扫描对受检者床旁注射放射性示踪剂，护士弹丸注射放射性示踪剂，技师在注射前开始采集图像；注射双放射性示踪剂的受检者首先注射短半衰期显像剂，第一次显像检查结束后，卧床闭目休息等待超过 10 个半衰期，然后注射较长半衰期示踪剂；注射放射性示踪剂和对比剂的受检者，扫描前需预先建立静脉通道，以备扫描时注射对比剂，为避免静脉管道内放射性示踪剂浓聚影响显影质量，使用两条静脉通路分别注射放射性示踪剂和对比剂。

4. 受检者更换检查服，进入检查间前，去除身上所有金属物品，轮椅、担架、检查床、氧气瓶、监测设备等严禁进入检查间，吸氧者使用氧气袋，行动不便者使用无磁轮椅或无磁检查床。护士严禁携带铅罐、金属注射器防护套等物品进入检查间。

二、受检者摆位

操作人员指导受检者出现不适时使用报警装置；受检者戴好耳塞、眼罩；使用头颈线圈、上体部前方线圈、下体部前方线圈，仰卧位，头先进，双手放置身体两侧，身体长轴与检查床长轴平行，肩部紧贴线圈，头部不能旋转，左右居中，用三角垫固定头部；因儿童头颅小，必要时可用软垫垫高枕后下颌内收，尽可能使头颅中心与线圈中心一致；定位中心对准眉间或鼻根部，激光灯经过眼睛时必须闭眼。观察受检者腹部呼吸最明显位置，外加呼吸门控，磁体上的呼吸显示波动幅度超过全长 1/3，呼吸门控软管上下缘放置软垫，防止线圈直接压迫软管。

三、一体化 PET/MR 全身扫描方案

全身扫描通常 PET 和 MRI 进行同步扫描，扫描流程见表 3-3-1。根据临床实际需要 PET 和 MRI 同步扫描后，单独进行局部 PET/MR 扫描，具体扫描流程见本书的相应章节。

表 3-3-1　一体化 PET/MR 全身扫描方案（以 GE 公司 Signa TOF PET/MR 为例）

	序列	内容
（1）	Whole Body Localizer	全身三平面定位
	Station 1	第 1 段
	Station 2	第 2 段
	Station 3	第 3 段
（2）	PET Task	PET、MRI 同步扫描
1）	Bed 1	床位 1
	MRAC 1	基于 MRI 的衰减校正
	B1 Ax DWI	横轴位扩散加权成像
	B1 Ax T2 FRFSE	横轴位 T2 FRFSE
	B1 Ax T1 FLAIR	横轴位 T1 FLAIR

序列	内容
2） Bed 2	床位 2
MRAC 2	基于 MRI 的衰减校正
B2 Rtr-Ax DWI	横轴位扩散加权成像（呼吸门控）
B2 Rtr-Ax T2 PROPELLER	横轴位 T2 PROPELLER（呼吸门控）
B2 Ax T1FSE	横轴位 T1 FSE
3） Bed 3	床位 3
MRAC 3	MRI 的衰减校正
B3 Rtr Ax DWI	横轴位扩散加权成像（呼吸门控）
B3 Rtr Ax T2 PROPELLER	横轴位 T2 PROPELLER（呼吸门控）
B3 Ax LAVA-Flex	横轴位 LAVA-Flex（呼气末憋气）
4） Bed 4	床位 4
MRAC 4	MRI 的衰减校正
B4 Rtr Ax DWI	横轴位扩散加权成像（呼吸门控）
B4 Rtr Ax T2 PROPELLER	横轴位 T2 PROPELLER（呼吸门控）
B4 Ax LAVA-Flex	横轴位 LAVA-Flex（呼气末憋气）
5） Bed 5	床位 5
MRAC5	MRI 的衰减校正
B5 Ax DWI	横轴位扩散加权成像
B5 Ax T2 PROPELLER	横轴位 T2 PROPELLER
B5 Ax LAVA-Flex	横轴位 LAVA-Flex（呼气末憋气）
6） Bed 6	床位 6
MRAC 6	MRI 的衰减校正
B6 Ax DWI	横轴位扩散加权成像
B6 Ax T2 PROPELLER	横轴位 T2 PROPELLER
B6 Ax T1FSE	横轴位 T1 FSE
（3） 1-Cor-LAVA-Flex	LAVA-Flex 全身成像第 1 段
2-Cor-LAVA-Flex	LAVA-Flex 全身成像第 2 段
3-Cor-LAVA-Flex	LAVA-Flex 全身成像第 3 段
1-Cor-T2 SSFSE	T2 全身成像第 1 段
2-Cor-T2 SSFSE	T2 全身成像第 2 段
3-Cor-T2 SSFSE	T2 全身成像第 3 段

1. PET 扫描　全身扫描范围一般由颅顶至大腿中段,根据患者身高,通常 5~6 个床位,确定 PET 扫描每个床位后,同步的 MRI 序列扫描中心与相应的床位中心一致,定位图见图 3-3-1。

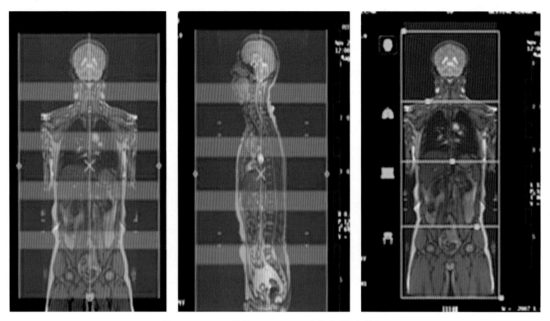

图 3-3-1　一体化 PET/MR 全身扫描定位图

PET 扫描参数:选择 TOF 模式(VPFX Mode On 代表 TOF 模式,Off 代表非 TOF 模式);点扩展函数(Sharp IR);采集方式分为静态采集、动态采集(床旁弹丸注射放射性示踪剂);选择呼吸门控(Q. Static),需要呼吸门控的床位,输入每个床位的扫描时间,Off set 设置为30%,Width 设置为 50%,根据呼吸频率,调整触发时间(图 3-3-2);设置注射放射性示踪剂

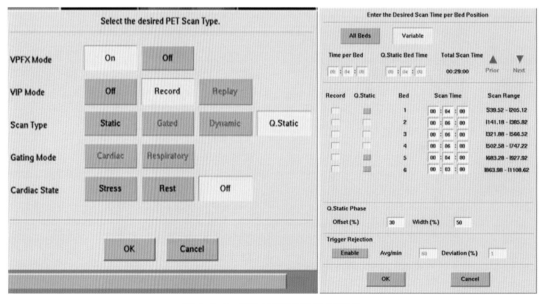

图 3-3-2　PET 扫描参数选择界面

相关参数,选择使用种类,以及注射前后的放射性剂量;PET 重建方法选择 TOF,Z-Axis 根据情况选择(建议 5.0mm);子集和迭代分别选择 28 和 2;在每个床位之前扫描衰减校正 MRAC。

2. MRI 扫描 MRI 与 PET 同步扫描,扫描中心与相应的 PET 扫描床位中心一致,因此,定位中心不能上下调整,前后及左右可以调整。MRI 扫描序列包括:横轴位 T2WI、横轴位 T1WI、横轴位 DWI、冠状位 T2WI、冠状位 LAVA-Flex。第 2~6 床位横轴位 T2 PROPELLER、横轴位 T1WI、横轴位 DWI,定位线可以复制第 1 个床位相对应序列的扫描层数、层厚、层间隔。第 2~5 床位横轴位 T2 PROPELLER、横轴位 DWI 使用呼吸门控扫描,更新呼吸频率时要前瞻性估计患者的平均每分钟呼吸次数,均匀规律的呼吸才能获得无伪影的图像。横轴位 DWI 受腹部磁敏感影响较大,因此需要添加局部匀场,频率编码方向为左右,b 值一般为 800,也可使用多个 b 值。横轴位 T1WI 需要屏气扫描,采用呼气末屏气方法。LAVA-Flex 一次扫描得到水相、脂相、同相位、反相位四组图像。冠状位 LAVA-Flex 全身扫描分 3 段,由于第 2、3 段定位线复制第 1 段的定位线,第一段定位扫描范围尽量大,保证包括所有组织结构。第 1、2 段位于胸腹部,需要屏气扫描。冠状位 T2WI 定位与 LAVA-Flex 相同。

(卢 洁 白 玫 吴 航)

参 考 文 献

1. 王新强,赵文锐,于彤,等. 68Ge 源与 PET/CT 的质量控制. 医疗卫生装备,2012,33(6):110-111.

2. 管一晖,林祥通,赵军,等. ECAT HR~+PET 仪性能初步测试. 中华核医学与分子影像杂志,2001,21(5):308-310.

3. 余冬兰,刘阳萍,易畅,等. PET/CT 的 PET 质量控制. 中国医疗设备,2015,30(5):125-127.

4. vonSchulthess GK, Veit-Haibach P. Workflow considerations in PET/MR imaging. J Nucl Med,2014,55(Supplement 2):19S-24S.

5. Zeimpekis KG, Barbosa F, Hüllner M, et al. Clinical evaluation of PET image quality as a function of acquisition time in a new TOF-PET/MR compared to TOF-PET/CT-initial results. Mol Imaging Biol,2015,17(5):735-744.

6. BarbosaFde G, von Schulthess G, Veit-Haibach P. Workflow in Simultaneous PET/MRI. Semin Nucl Med,2015,45(4):332-344.

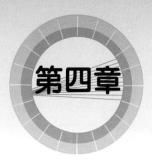

第四章

一体化 PET/MR 在颅脑疾病的应用

第一节　一体化 PET/MR 颅脑扫描

若需要一体化 PET/MR 全身扫描,先行全身扫描(见第三章第三节"一体化 PET/MR 全身扫描方案"),然后进行颅脑 PET/MR 扫描,具体扫描方案见表 4-1-1。

表 4-1-1　一体化 PET/MR 颅脑扫描方案

	序列	名称
定位	3-pl Loc	三平面定位
	PET Task	PET 扫描
衰减校正	MRAC	基于 MR 的衰减校正
常规序列	Ax T2 FRFSE	横轴位 T2WI
	Ax T1 FLAIR	横轴位 T1 FLAIR
	Ax T2 FLAIR	横轴位 T2 FLAIR
	Ax DWI b	横轴位扩散加权成像(b=0, 1000)
	Sag T1 FLAIR	矢状位 T1 FLAIR
	Cor T2 FLAIR	冠状位 T2 FLAIR
特殊序列	3D-ASL	全脑三维动脉自旋标记成像
	3D-TOF-MRA	三维时间飞跃法 MR 血管成像
	SWI	磁敏感加权成像
	Ax 3D T1WI	全脑三维 T1 WI
	Ax DTI	扩散张量成像
	Ax Rest BOLD	静息态脑功能成像
	PROBE-SI 144	多体素波谱 TE=144ms
	PEOBE-SV 144	单体素波谱 TE=144ms
	PROBE-SV 35	单体素波谱 TE=35ms
	Ax PWI	动态磁敏感灌注加权成像
增强序列	Ax T1 FLAIR+C	横轴位 T1 增强
	Cor T1 FLAIR+C	冠状位 T1 增强
	Sag T1 FLAIR+C	矢状位 T1 增强

一、PET 扫描

1 个床位,扫描范围包括全脑,自枕骨大孔扫描至颅顶部;床位中心线与颅脑中心位置一致;采集方式分为静态采集、动态采集(床旁弹丸注射放射性示踪剂);扫描方式为容积扫描,覆盖全脑(上下范围约 25cm);扫描时间 8~10min 或与 MRI 扫描同步;扫描视野(field of view,FOV)25cm,矩阵 192×192,迭代次数 8,子集数 32,半高宽 3mm,重建类型 Sharp IR,VUE Point FX,Z 轴滤过 Standard,衰减校正 MRAC,散射校正 Scatter;动态扫描选择 List mode 模式进行图像重建。

二、MRI 扫描

颅脑疾病 MRI 检查的临床常规序列包括 T1WI、T2WI、FLAIR 和 DWI,根据病情需要可以进一步选择脂肪抑制序列、三维时间飞跃法血管成像(three dimensional time of flight magnetic resonance angiography,3D-TOF-MRA)、对比剂增强、PWI、氢质子波谱成像(proton magnetic resonance spectroscopy,^{1}H-MRS)、SWI 等序列,扩散张量成像(diffusion tensor imaging,DTI)、血氧水平依赖功能磁共振成像(blood oxygen level dependent functional magnetic resonance imaging,BOLD-fMRI)等功能成像技术主要应用于研究。

1. MRI 常规扫描序列　扫描范围包括全脑,自枕骨大孔扫描至颅顶部;常规扫描方位包括横轴位、矢状位,必要时扫描冠状位。横轴位扫描平行前 – 后联合连线(AC-PC 线),矢状位扫描平行大脑纵裂,冠状位扫描以矢状位和横轴位作为参考定位,在横轴位与大脑纵裂垂直,在矢状位上与脑干平行,扫描范围根据病变大小而定。平扫序列包括横轴位 T2WI、T1WI、FLAIR、DWI、矢状位 T2WI 或 T1WI、冠状位 T2WI 或 T1WI,根据病变必要时扫描 T1WI 脂肪抑制序列。常规序列扫数参数:层厚 5~6mm,层间隔 ≤ 层厚 ×10%,FOV(200~400)mm×(200~400)mm,矩阵 ≥256×192,DWI 序列 b 值选择 0 和 1000,层数 20 层。需要增强检查的受检者,静脉注射 Gd-DTPA 后进行扫描,序列包括横轴位 T1WI、矢状位 T1WI、冠状位 T1WI,扫描层厚、层间隔、层数与平扫均一致。

2. MRI 特殊扫描序列

(1)DWI:扩散指分子的不规则随机运动,单位为 mm^2/s。通常扩散用来描述分子等颗粒由高浓度向低浓度区扩散的微观运动。DWI 成像原理为在常规自旋回波序列 180° 脉冲前后施加梯度场,质子沿梯度场进行扩散运动时,其自旋频率会发生改变,结果是在回波时间内质子的相位分散不能完全重聚,导致信号下降。DWI 的宏观表现常用表观扩散系数(apparent diffusion coefficient,ADC)表示,DWI 主要用于急性和超急性脑梗死的诊断,脑缺血早期首先引起细胞毒性水肿,细胞内水分含量增加,细胞外水分子含量减少,引起细胞肿胀,细胞外间隙变小,梗死区水分子扩散运动减慢,ADC 值降低,DWI 表现为高信号。此外,DWI 对脑肿瘤、表皮样囊肿、多发性硬化、癫痫等疾病也有一定的诊断和鉴别诊断价值。

(2)PWI:MR 脑灌注加权成像包括利用外源性对比剂的 DSC-PWI 和利用内源性对比剂的 ASL-PWI。DSC-PWI 通过动态注射顺磁性对比剂 Gd-DTPA,计算脑血流灌注参数,由于对比剂采用团注方式,首次循环的持续时间很短,扫描速度必须足够快(达亚秒级),才能观察到灌注效应。所以多采用 EPI 和快速梯度回波技术获取 PWI 图像,进而得到组织的信号强度 – 时间曲线,并计算出相对脑血流量(relative cerebral blood flow,rCBF)、相对脑血容量（relative cerebral blood volume, rCBV）和平均通过时间（mean transit time, MTT）等参数。PWI 的脑灌注参数有助于判断急性期的缺血半暗带范围、胶质瘤分级、鉴别胶质瘤术后复发与放射性坏死等。

（3）DTI：是利用组织中水分子扩散的各向异性（anisotropy）来探测组织微观结构的 MRI 方法，主要用于脑白质的无创性在体研究。脑白质中由于髓鞘的限制，水分子扩散具有较明显的各向异性。理论上测量扩散的各向异性需要至少在 6 个非线性方向，连续应用扩散敏感梯度磁场采集数据，定量分析各向异性的参数很多，最常用的是部分各向异性分数（fractional anisotropy, FA）、相对各向异性（relative anisotropy, RA）等。DTT 也称为纤维跟踪技术或白质纤维束成像，是利用 DTI 扫描所得数据，通过计算机后处理来三维显示神经纤维束的轨迹、形状、结构、位置、局部解剖和它们之间相互连接的一种无创性成像方法，能直观显示病灶与纤维束之间的空间关系。DTI 和 DTT 成像主要应用于脑发育、肿瘤、卒中、脱髓鞘、神经退行性病变。

（4）MRS：MRS 能对特定原子核及其化合物的含量进行定量分析，以显示组织代谢和生化改变。目前临床主要进行氢质子波谱（^{1}H-MRS）检查，测定的代谢产物包括 N- 乙酰天门冬氨酸（N-acetylaspartate, NAA）、胆碱（choline, Cho）、肌酸 / 磷酸肌酸（creatine/phosphocreatine, Cr/pCr）、乳酸（lactate, Lac）等。其中 NAA 仅存在于神经元内，被认为是神经元的标记物；Cho 主要参与细胞膜磷脂和乙酰胆碱的合成；Cr 是能量代谢物质，含量相对稳定，常被作为参考值对其他代谢物含量进行标准化；Lac 在正常脑组织难以检测，是无氧糖酵解的产物。MRS 对脑梗死、癫痫、肿瘤、多发性硬化、痴呆等疾病的诊断均具有重要价值。

（5）SWI：SWI 利用相位改变增强不同磁化属性组织之间的对比度，从而显示引起磁敏感效应的物质，使用显著的相位对比增强磁矩图像的对比噪声比。SWI 包括相位图像（phase image）和幅度图像（magnitude image），有助于诊断微出血、血管畸形、静脉窦血栓、淀粉样变性、脑血管病、脑外伤等。

（6）3D-TOF-MRA：是一种无创性的血管检查技术，基于流动血液与周围相对静止组织的 MR 信号之间存在差异而获得图像对比的一种技术，与血液流动有关，对动脉敏感，无需注入对比剂可行血管显影，并通过三维重建呈现出来。但是该成像手段的图像采集时间较长，不适于配合差的患者，而且受血流速度和模式的影响较大，但是该方法仍是目前颅内血管疾病首选的检查方法，尤其是脑血管病的筛查。

（7）ASL：ASL 利用反转恢复脉冲序列在成像平面的近端标记动脉血中的水质子，标记过的水质子随血流流入成像平面后，与组织中没有标记的水质子混合，引起局部组织纵向弛豫时间 T1 的变化，从而产生血流依赖的图像对比。ASL 由于采集时间较长和对受检者移动敏感，临床应用受到限制，但是它具有完全无创、可多次重复检查等优点。ASL 成像主要应用于脑血管病、脑肿瘤疾病、癫痫、神经退行性病变、感染和炎症等疾病。

（8）BOLD-fMRI：BOLD-fMRI 通过脑动脉内去氧血红蛋白的含量变化对脑皮质局部功能活动变化进行成像，其主要原理为当脑皮质局部某一区域神经元受到刺激引发兴奋时，导致脑激活区氧合血红蛋白增加，去氧血红蛋白相对减少，去氧血红蛋白可明显缩短 T2 弛豫时间，T2 像上表现为低信号，脑激活区局部去氧血红蛋白降低，氧合血红蛋白明显增加，导致 T2 和 T2* 弛豫时间延长，脑功能活动区的皮质表现为高信号。fMRI 是研究脑梗死、脑肿瘤、癫痫、痴呆等患者的语言、运动、高级认知等脑功能活动及其连接的重要手段。

3. 特殊序列的扫描参数

（1）3D-TOF-MRA：横轴位扫描，扫描范围以 Wills 环为中心，自胼胝体顶至枕大孔，或者包含靶血管区域，无间距扫描，三维块 3~4 个重叠 20%~30% 扫描，预饱和带设置在扫描区域上方（颅顶），选择流动补偿、磁化传递、脂肪抑制和层面内插技术。

（2）三维容积 T1 加权结构像（three dimensional volume T1 weighted-imaging, 3D T1WI）：各向同性容积扫描，相位方向采用左右方向，层厚为 1mm，零间隔。

（3）PWI：采用 EPI，横轴位扫描，频率编码为左右方向，TR 时间 1500~1800ms，共扫描 40~50 次，对比剂注射速度一般 >3~3.5ml/s。

（4）ASL：必须在增强扫描前完成，否则对比剂影响无法进行脑血流定量分析，标记后延迟（post-labeling delay, PLD）时间根据脑血流快慢选择，血流速度快使用短 PLD 时间（1~1.5s），血流速度慢使用较长 PLD 时间（1.5~2.5s）。

（5）SWI：横轴位扫描，频率编码为左右方向，相位编码为前后方向，重建图像包括相位图和幅度图。

（6）DTI：采用 EPI 序列，横轴位扫描，薄层、零间隔扫描，频率编码为左右方向，b 值一般使用 0 和 1000，扩散敏感梯度方向数 $\geq$30。

（7）BOLD-fMRI：采用 EPI 序列，横轴位扫描，频率编码为左右方向，通常 TR 为 2000ms，TE 为 30ms，层厚 <4mm，层间距 <1mm，矩阵为 64×64，时间点 $\geq$200。

（8）^{1}H-MRS：不与 PET 同步扫描，为保证局部磁场均匀，定位要避开颅骨、气体、脂肪、大血管等组织，单体素波谱预扫描水峰半高线宽（LnWidth）<7，多体素波谱预扫描 LnWidth<10。

4. 不同颅脑疾病的特殊扫描序列

（1）脑血管病：横轴位 PWI 或 ASL（评价全脑血流灌注情况）、SWI（显示脑内微小出血灶）、3D TOF-MRA（评价颅内动脉病变）。

（2）颅内占位：增强 3D T1WI（更好显示脑转移瘤）、PWI 或 ASL（评价脑肿瘤的血流灌注情况，有助于鉴别肿瘤良、恶性）、^{1}H-MRS（评价脑肿瘤代谢情况，有助于鉴别肿瘤良、恶性）、DTI（评价肿瘤与白质纤维束的关系）。

（3）癫痫：^{1}H-MRS（评价海马代谢情况）。

（4）痴呆：3D T1WI 序列扫描，进行全脑与局部脑结构测量。

（5）帕金森：横轴位 SWI 序列，评价基底节与黑质的铁含量变化。

5. 脑结构和功能的研究序列　3D-T1WI 结构像（进行准确解剖结构分割和脑功能成像的配准）、DTI（评价脑白质隐匿性改变和白质纤维束异常）、BOLD-fMRI（研究脑区激活和脑功能连接情况）。

第二节　一体化 PET/MR 在颅脑疾病的应用

MRI 在颅脑检查中有独特的优势，不仅能够提供精细的解剖结构图像，而且能够提供脑功能、血流灌注、组织化学改变等信息。PET 检查是研究脑疾病的另一重要工具，随着特异性示踪剂的发展，在疾病的早期诊断和鉴别诊断中的作用日趋重要。最新的一体化 PET/MR 是集 PET 的分子影像技术和 MRI 技术为一体的大型设备，一次扫描即可同步获得 PET 与 MRI 图像，真正实现了颅脑功能、生化代谢及解剖结构的精准融合，为深入探索颅脑疾病开辟了新的路径,尤其新型特异性示踪剂的研发,能够在活体检测与疾病发生、发展密切相关的生物学标志物,对促进脑转化医学的研究具有重要价值[1,2]。

一、缺血性脑血管病

缺血性脑血管病(ischemic cerebrovascular disease,ICVD)是指由于脑血管狭窄、闭塞或者颈动脉斑块破裂和血栓形成,导致脑血流减少或中断而引起的一系列神经功能缺损综合征,主要包括短暂性脑缺血发作和脑梗死。ICVD 是我国第一位致残和死亡原因,且发病率呈逐年增多趋势,致残率及死亡率较高,严重危害人类的生存质量和生命健康,给家庭和社会造成沉重负担。

1. PET/CT 在缺血性脑血管病的应用　颅内外动脉粥样硬化是引起缺血性脑血管病的重要原因,斑块破裂是导致脑梗死的重要因素,因此,明确斑块成分,判断其稳定性,有助于临床预防和治疗缺血性脑血管病。[18]F-FDG PET/CT 检查显示血管炎性斑块的高摄取,摄取量与炎性细胞的浸润程度呈正相关,可以作为评价斑块易损性的标志[3]。低氧是诱发动脉粥样硬化的高危因素,由于血管弥漫性内膜增厚,超过了最大氧扩散距离,从而导致血管壁缺氧,斑块内存在缺氧区,应用乏氧显像剂[18]F-FMISO 能够显示无摄取的乏氧组织,是检测动脉粥样硬化斑块的新方法[4]。脑血流量(cerebral blood flow,CBF)指每 100g 脑组织单位时间内通过的血流量,对维持脑组织功能和代谢水平起决定作用。急性期脑梗死早期测量 CBF,区分梗死灶中心区与其周围的缺血半暗带,对帮助临床早期诊断和溶栓治疗至关重要。PET 是目前公认的定量测量 CBF 的标准,[15]O-H$_2$O PET 能够准确测量 CBF,明确缺血半暗带的范围,但由于其半衰期极短(仅 122s),因此难以临床广泛应用[5]。

2. MRI 在缺血性脑血管病的应用　目前评价缺血性脑血管病的 MRI 方法主要有 MR 血管成像、DWI、PWI、DTI、MRS、fMRI 等。MR 血管成像包括 MR 动脉成像(magnetic resonance angiography,MRA)和 MR 静脉成像(magnetic resonance venography,MRV),无需注射对比剂可分别显示颅内动脉、静脉,明确显示血管狭窄和闭塞。动脉壁的高分辨磁共振成像(high-resolution MRI,HR-MRI)能够无创地活体显示血管壁结构,评价动脉粥样硬化斑块的性质,指导临床血管介入治疗。

DWI 主要用于急性和超急性脑梗死的诊断,缺血后数分钟即可显示出异常高信号,ADC 图表现为低信号。ADC 值可反映病变的进程,急性期显著降低,亚急性晚期、慢性期呈现假正常化,甚至升高。DWI 能够鉴别急性、慢性期梗死灶,尤其是多发梗死灶,常规 T2WI 均表现为高信号,无法区分新、旧病灶,而 DWI 上慢性病灶为等或低信号,新发病灶为高信号,很容易明确责任病灶。PWI 对早期脑缺血有高度敏感性,其异常改变早于 DWI,能提供组织血流动力学的信息,同时进行 PWI 和 DWI 检查有助于推测是否存在缺血半暗带,超急性期 PWI 显示血流灌注异常区大于 DWI 的异常信号区,PWI 与 DWI 异常信号范围的差异,可用来评估缺血半暗带,帮助选择溶栓治疗的适应证,使脑梗死的个体化治疗切实可行。

DTI 不仅可以准确评价不同时期脑梗死水分子扩散的各向异性改变,而且可以通过纤维束示踪成像显示脑梗死病灶远端神经纤维束走向的改变及其完整性,从而评价脑梗死患者的预后,梗死区周围的白质纤维束破坏较少的患者预后较好。BOLD 成像对探讨脑梗死患者恢复期语言和感觉认知功能的动态重组有重要意义,可以预测损伤,指导临床康复治疗。

MRS 有助于区分急性期脑梗死的梗死灶中心区和缺血半暗带,梗死灶中心区 NAA 消失,而缺血半暗带区域 NAA 降低,NAA 降低越明显,功能恢复越差,与临床预后分级显著相关。Lac 被认为是早期脑梗死的敏感指标,缺血数分钟就可增加,超急性期即达高峰,以后随病程的延长呈进行性下降,然后消失,至 3 周时重新出现。Lac/NAA 比值可以用来判断梗死区,>1.0 代表梗死区,<1.0 为非梗死区。慢性脑梗死 NAA、Cho、Cr 降低和 Lac 升高,Lac 升高早期可能与缺血所致无氧糖酵解有关,晚期可能为小胶质细胞和巨噬细胞的浸润所致。

3. 一体化 PET/MR 在缺血性脑血管病中的应用　一体化 PET/MR 结合了 PET 示踪剂和多模态 MRI 技术,一次检查即可获得缺血性脑血管病的综合信息,既能显示病变的低代谢范围和程度,又能精确地显示病灶的解剖部位及累及范围、病灶是否处于急性期、病灶对应的大血管有无异常、病灶及其周围的血流灌注情况、病灶邻近的白质纤维束是否受累及受累程度、病灶的代谢改变(图 4-2-1)。缺血性脑血管病主要影响 CBF,虽然 PET 是定量测量 CBF 的准确方法,但由于患者难以接受传统 PET 的采血法,导致其无法临床普及应用;图像衍生动脉输入函数(imaged-derived arterial input function,IDAIF)法虽然不需要采血,但需要 PET 和 MRI 图像配准获得动脉输入函数(arterial input function,AIF)以计算 CBF,由于图像后处理复杂,可能出现配准误差。一体化 PET/MR 具有同步扫描的独特优势,一次扫

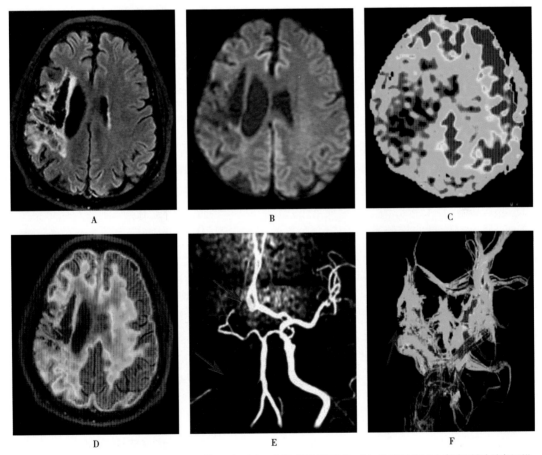

图 4-2-1　患者,男,61 岁,主诉左侧肢体肌力下降、感觉减退伴面瘫 1 年,临床诊断"右侧额颞叶脑梗死"。一体化头颅 PET/MR 检查横轴位 T2 FLAIR(A)显示右侧额颞叶及放射冠区条状及斑片状高信号,右侧侧脑室扩大,局部脑沟增宽;横轴位 DWI(B)显示病灶呈低信号;横轴位 ASL 的 CBF 图(C)显示病灶区域血流明显减低;PET/MR 横轴位融合图像(D)显示病灶区域 ^{18}F-FDG 摄取明显减低,TOF-MRA(E)显示右侧颈内动脉、右侧大脑中动脉闭塞,DTT(F)显示右侧侧脑室旁纤维束部分中断

描同时获得 PET 和 MRI 图像,实现两种图像的精确配准融合,可以简便、准确地获得 AIF,为无创、绝对定量的 CBF 研究提供了新方法。通过动态 ^{18}F-FDG 的一体化 PET/MR 成像,注射一次示踪剂获得脑血流和代谢信息,可以对急性期脑梗死进行定量 CBF 研究,与 DWI 相结合准确判断缺血半暗带范围,尤其对临床发病时间不明确的脑梗死患者有重要价值。PET/MR 还可以探测缺血组织内的无氧酵解,识别神经炎症在组织缺血后损害以及修复过程中的影响[6]。

二、脑胶质瘤

脑胶质瘤是最常见的原发性脑肿瘤,具有很强的侵袭性,占所有原发性脑肿瘤的 60%。胶质瘤的发病率及死亡率居高不下,利用影像学方法早期发现病灶,进行准确诊断及分级,对指导临床治疗及判断预后有着重要的临床价值。

1. PET/CT 在脑胶质瘤的应用 ^{18}F-FDG 是临床最常用的 PET 示踪剂,大多数脑胶质瘤 ^{18}F-FDG PET/CT 显像为高摄取,与灰质的摄取类似或稍低;一部分胶质瘤由于病灶周围脑组织水肿、肿瘤组织缺氧,表现为低摄取。^{18}F-FDG PET/CT 预测肿瘤复发的敏感性和特异性分别为 77% 和 78%,联合应用多种示踪剂有助于提高诊断的特异性[7]。^{18}F-FET 是一种酪氨酸类似物,该示踪剂的时间活性曲线显示低度恶性胶质瘤轻度升高,而高度恶性肿瘤在 10~20min 出现一个早期峰,随后降低;这种动态评估能够鉴别低级别与高级别胶质瘤[8]。^{18}F-FLT 是胸苷类似物,其摄取与肿瘤生长相关,治疗后 FLT 的摄取降低,而且降低程度与肿瘤体积减小显著相关[9]。^{11}C-MET 是一种蛋氨酸类似物,正常脑组织摄取少,肿瘤病灶与周围正常脑组织对比度高,有利于病灶的显像,区分肿瘤与非肿瘤组织、勾画肿瘤界限、早期评价治疗效果等方面优于 ^{18}F-FDG,尤其对低度恶性胶质瘤、邻近脑灰质部位的胶质瘤有优势[10]。^{18}F-MISO 是乏氧的示踪剂,能够显示肿瘤内乏氧区的高摄取,帮助判断患者的预后[11]。

2. MRI 在脑胶质瘤的应用   MRI 是脑胶质瘤的常规检查方法,能够反映肿瘤的大小形态、组织是否均一、是否有钙化坏死出血、肿瘤的血供情况、肿瘤的占位效应以及与毗邻组织的空间关系,并能够对肿瘤恶性程度进行判断。胶质瘤通常 T1WI 上呈低信号或略低信号,T2WI 呈高信号;低级别胶质瘤的信号较均一,出现囊变、坏死和出血的几率较低,病灶周围水肿程度较轻,增强后强化不明显,或者出现轻度强化;随着肿瘤恶性程度的增高,病灶信号变得混杂不均匀,增强后病灶强化明显,周围水肿区域增大,累及多个脑叶,胶质母细胞瘤会出现沿胼胝体膝部或压部向对侧大脑半球的播散。目前功能 MRI 越来越多应用于脑胶质瘤的诊断,由于肿瘤细胞的数目增多、体积增大、细胞核与细胞质比例增大,组织中水分子的扩散运动受限,导致 ADC 值降低,肿瘤恶性程度越高,细胞增生越快,ADC 值越低,因此 ADC 值有助于判断胶质瘤的级别。PWI 反映肿瘤微血管分布和血流灌注情况,有助于对胶质瘤进行分级,高级别胶质瘤 rCBV 明显高于低级别胶质瘤。胶质瘤的 MRS 表现为 NAA/Cr 显著降低,而 Cho/Cr 显著升高,并且与肿瘤的恶性程度显著相关。脑胶质瘤可以浸润邻近的脑白质纤维束,DTI 显示白质 FA 值不同程度降低,DTT 可见白质纤维束受压移位、水肿、浸润或中断破坏性。动手或者语言任务的 BOLD-fMRI 检查可以帮助评价胶质瘤对运动或者语言皮层功能区的影响,DTI 和 fMRI 相结合对术前制定治疗方案有重要价值[12]。

3. 一体化 PET/MR 在脑胶质瘤的应用   PET/MR 通过 PET 和 MRI 同步成像可以获得功能和生理信息,提高诊断准确性。PET 特异性示踪剂和 MRI 相结合,对胶质瘤的早期诊断、分级更加准确,^{18}F-FET 和 DWI 联合对胶质瘤分级的敏感性达 86%,特异性达

100%[13]。一体化 PET/MR 对胶质瘤患者的术前评价有重要价值,可以避免患者 PET 和 MRI
两次检查导致病灶定位的差异,精准地指导手术治疗(图 4-2-2)。PET/MR 通过空间的精

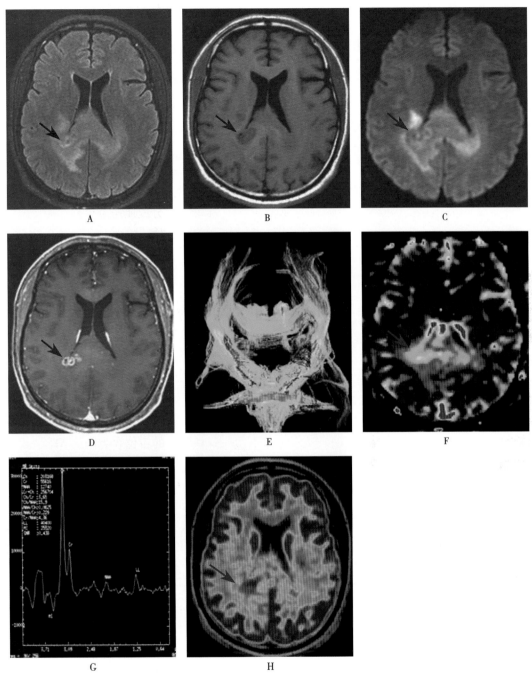

图 4-2-2　患者,男,52 岁,左侧肢体活动笨拙 20 个月余,记忆力、理解力下降、性格改变 1 年余。一体化
PET/MR 头颅检查横轴位 T2 FLAIR(A)显示胼胝体压部片状高信号;横轴位 T1WI(B)呈混杂信号;横轴
位 DWI(C)呈不均匀稍高信号;横轴位 T1WI 增强(D)可见右侧胼胝体压部病灶呈明显小环状强化;DTT
(E)显示病变区域纤维束破坏、减少;横轴位 PWI 显示(F)病变区 CBF 增高;MRS(G)可见 Cho 明显增
高,NAA 峰降低,出现 Lip 峰,提示局部坏死;横轴位 PET/MR 融合图像(H)病变区域 ^{18}F-FDG 摄取增高;
临床活检病理为胶质母细胞瘤

准定位,为胶质瘤的术前诊断性穿刺提供了可靠的手段,不仅提高了诊断的敏感性和特异性,而且明确界定病灶边界,有利于手术的精确切除。PET/MR 的软组织分辨率高,适用于对组织成分复杂的胶质母细胞瘤的术后随访,可靠地显示肿瘤内的放射性高摄取(图 4-2-3)。随着立体定向治疗和化疗的应用,出现肿瘤放射性坏死的几率增高,需要与肿瘤复发进行鉴别,应用多种示踪剂的 PET/MR 检查对鉴别诊断有潜在价值。

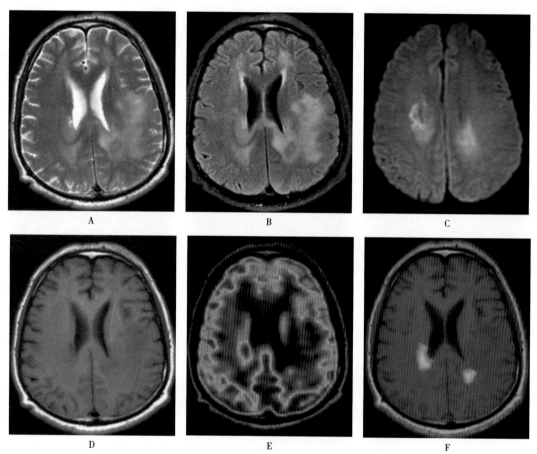

图 4-2-3 患者,男,66 岁,头痛、头晕 1 个月余。^{18}F-FDG 和 ^{18}F-FET 双示踪剂 PET/MR 检查。MRI 横轴位 T2WI(A)双侧侧脑室旁可见片状异常高信号,边界不清楚,侧脑室后角轻度受压,左侧侧脑室后角旁病灶呈环状等信号伴周围高信号;横轴位 FLAIR(B)病变呈稍高信号;横轴位 DWI(C)双侧侧脑室后角旁病灶扩散不均匀受限,呈稍高信号;横轴位 T1WI(D)病变呈等低信号;横轴位 ^{18}F-FDG PET/MR 融合图像(E)右侧侧脑室后角旁病灶 ^{18}F-FDG 摄取显著增高,左侧侧脑室后角旁病灶 ^{18}F-FDG 摄取轻度增高,低于邻近皮层的摄取;横轴位 ^{18}F-FET PET/MR 融合图像(F)双侧侧脑室后角旁病灶均显著摄取增高。病理结果为胶质母细胞瘤

与 PET/CT 相比,一体化 PET/MR 的辐射剂量显著降低,尤其适用于儿童胶质瘤患者的诊断和随访。Fraioli 等[14]对 12 例儿童星形细胞瘤患者进行 ^{18}F-Cho PET/MR 研究,发现 ^{18}F-Cho 摄取区域与肿瘤的强化区域、DWI 的扩散受限区域相匹配;而且 SUV$_{max}$ 和 ADC 之间呈显著负相关,与肿瘤体积呈显著正相关,因此,一体化 PET/MR 能够同时监测肿瘤的形态学和功能变化,不仅有利于制定手术方案,也为手术后的放疗范围的界定提供了重要参考。MRI 与 PET 成像的结合有助于明确胶质瘤浸润范围,未来有望与肿瘤病理相结合,预

测胶质瘤的分子生物学特性,深入研究胶质瘤的血管生成机制。

三、脑转移瘤

脑转移瘤通常是指脑外原发肿瘤经血行转移而来,也有少数是通过淋巴或邻近部位直接侵袭发生,而脑原发肿瘤通过脑脊液种植转移是一种特殊类型。脑转移瘤约占颅内肿瘤的 3.5%~10%,常见于动脉供血区的皮 – 髓质交界区,其治疗方案和预后与病灶的部位、数量、大小和周围水肿情况密切相关。

1. PET/CT 在脑转移瘤的应用　由于正常脑实质摄取 ^{18}F-FDG 较高,^{18}F-FDG PET 对脑转移瘤的诊断效果并不理想,尤其是较小的脑转移瘤。不同类型脑转移瘤病灶摄取 ^{18}F-FDG 的程度不同,表现为等密度结节的脑转移瘤摄取程度较高,高密度结节的脑转移瘤摄取程度较低,无结节水肿型脑转移瘤病灶不摄取 ^{18}F-FDG。单纯依靠 PET/CT 难以判断脑内占位病变的性质,主要因为:大脑皮质的 FDG 基础代谢较高,而脑转移瘤多位于皮质及皮质下,受背景代谢干扰较大;病变较小且水肿不明显时,受 PET 分辨率影响容易出现假阴性;脑转移瘤、脑感染性病变、胶质瘤的 ^{18}F-FDG 代谢无明显特异性,且 CT 平扫信息量有限,对鉴别脑占位病变的意义不大。由于 ^{18}F-FDG 显像缺乏特异性,特异性示踪剂对病变的鉴别诊断有重要作用,如 ^{11}C-MET、^{18}F-FET、^{18}F-choline 等氨基酸示踪剂,其共同特征是脑组织的生理性摄取低,因此相对容易发现病变,有助于病变的诊断和治疗[15, 16]。

2. MRI 在脑转移瘤的临床应用　大多数脑转移瘤通过临床病史确诊(常见的原发肿瘤有肺癌、乳腺癌等),但仍有约 20% 的脑转移瘤原发灶不明。脑转移瘤大多表现为颅内多发病灶,伴病灶周围水肿,也可表现为单发脑转移瘤。MRI 可以清晰显示脑转移瘤病灶的部位、形态、信号特征和强化表现,同时 DWI、PWI、MRS 等序列可以进行肿瘤的综合评估。大多数脑转移瘤 T1WI 上为低信号,T2WI 上为高信号,病灶内信号可因出血、坏死或钙化(少见)而不均匀。少数来自腺癌(消化道、泌尿系统)、淋巴瘤、黑色素瘤的脑转移病灶在 T1WI 上呈稍高信号或高信号,T2WI 上表现为等或低信号;周围水肿呈特征性的指状(不累及灰质);增强扫描病灶多数呈结节状、团块状或厚壁环形明显强化。MRI 能够鉴别脑转移瘤与其他脑内肿瘤(主要是脑胶质瘤),由于脑转移瘤的瘤周水肿内没有肿瘤细胞浸润,而脑胶质瘤细胞通常沿白质纤维束向周围浸润生长,前者瘤周水肿的 DWI 信号通常低于后者,ADC 值高于后者。PWI 上脑胶质瘤的瘤周区域 CBV 高于脑转移瘤,PWI 还可以评价脑转移瘤放疗后的疗效,根据治疗后病灶内血流灌注程度,判断是否有新生血管形成,判断放疗后复发。MRS 显示转移瘤肿瘤周围区域的代谢改变接近正常白质,而胶质瘤瘤周区域与肿瘤相似。

3. 一体化 PET/MR 在脑转移瘤的应用　早期发现脑转移瘤对恶性肿瘤的临床分期十分重要,脑转移瘤的位置、大小及其对邻近脑组织压迫程度等也直接影响患者预后及治疗方案。一体化 PET/MR 的 MRI 多种成像和 PET 信息,能够提高脑转移瘤的诊断准确性,全身扫描可以发现原发病灶(图 4-2-4)。一体化 PET/MR 对非小细胞肺癌患者进行分期检查,结果发现 ^{18}F-FDG PET 受背景干扰、分辨率低等原因,难以发现 <5mm 的小病灶,而 MRI 对转移瘤的敏感性高,尤其增强扫描能够发现脑内的小转移瘤[17]。一体化 PET/MR 结合特异性示踪剂,能够进一步提高对脑转移瘤的诊断和治疗价值。

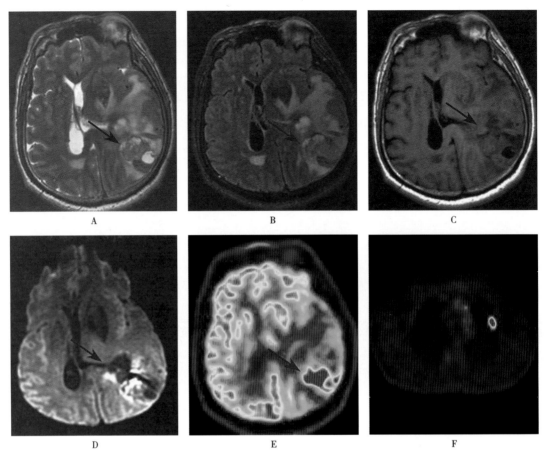

图 4-2-4　患者,男,66 岁,右侧肢体力弱伴记忆力下降 2 个月。一体化 PET/MR 头颅检查横轴位 T2WI (A)显示左侧颞、枕叶可见多发类圆形团块影,呈等高混杂信号,左侧侧脑室受压变形;横轴位 FLAIR(B)病灶呈等低信号伴条状稍高信号;横轴位 T1WI(C)呈低等信号;横轴位 DWI(D)呈高低混杂信号;横轴位 PET(E)显示病变实性部分 ^{18}F-FDG 摄取增高,囊变坏死区域呈低摄取;胸部横轴位 PET(F)肺内可见 ^{18}F-FDG 摄取增高病灶;诊断肺癌脑转移

四、脑退行性疾病

脑退行性疾病是一类严重危害人类健康的病变,但目前只有对症治疗方法,尚无治疗措施能够有效减缓疾病发展的进程,患者最终丧失生活能力甚至死亡。随着社会老龄化,这类疾病已经成为影响人类健康和生活质量的重大社会问题。阿尔茨海默病和帕金森病是脑退行性病变中发病率最高的两种疾病,前者影响记忆,后者影响运动。

1. 阿尔茨海默病　阿尔茨海默病(Alzheimer disease, AD)是一种起病隐匿的进行性发展的神经系统退行性疾病,是老年期痴呆的常见临床类型之一。临床上以记忆障碍、失语、失用、失认、视空间技能损害、执行功能障碍以及人格和行为改变等全面性痴呆表现为特征。我国 AD 的年发病率为 0.3%~1.2%,患病率为 2.8%~4.0%,随着人口老龄化日趋显著,患者仍持续增加。

(1)PET/CT 在阿尔茨海默病的应用:最新 AD 诊断指南将生物标志物纳入诊断标准,与 AD 病理诊断标准的关联非常重要。AD 主要的病理学特征包括细胞外淀粉样斑块(β-淀粉样蛋白,Aβ)、细胞内神经原纤维缠结(磷酸化 tau 蛋白)和神经递质系统的神经元减少。针对 AD 的病理改变开发 PET 示踪剂,能够敏感、特异地早期诊断 AD。目前用于评估

Aβ 斑块的正电子显像剂主要有：^{11}C-PIB（pittsburgh compound B，PIB）、^{18}F-flutemetamol（GE，Vizamyl）、^{18}F-florbetapir［Eli Lilly，Amyvid（AV-45）］和 ^{18}F-florbetaben（Bayer，AV-1）等；tau 蛋白显像剂主要有 T807、T808、和 THK 系列（表 4-2-1）。

表 4-2-1　常用于 AD 的正电子示踪剂

	Aβ 蛋白 PET 示踪剂	Tau 蛋白 PET 示踪剂
^{11}C 标记	^{11}C-PIB	
^{18}F 标记	^{18}F-FDG	^{18}F-T808
	^{18}F-flutemetamol	^{18}F-T807
	^{18}F-florbetapir（AV-45）	^{18}F-THK5105
	^{18}F-FDDNP	^{18}F-THK5351

^{18}F-FDG PET 通过测定葡萄糖代谢率研究神经功能的变化，反映突触密度和功能。AD 患者 ^{18}F-FDG PET 的特征性表现为双侧楔前叶、后扣带回、下顶叶、颞叶后外侧、海马和颞叶内侧葡萄糖代谢减低，减低程度和范围与临床严重程度呈显著正相关；随着疾病的进展，受累脑区范围增加，中、晚期额叶受累严重，额叶受累与否可作为鉴别早期 AD 的诊断标准，早期 AD 病灶局限在后顶叶、颞叶，一般不累及额叶，而中晚期 AD 常累及额叶；疾病早期，双侧大脑半球受累程度不完全对称。淀粉样蛋白显像剂可以在体显示 Aβ 沉积，最常用的显像剂是 ^{11}C-PIB。^{11}C-PIB 是脂溶性小分子化合物，随血流快速通过血脑屏障，之后能够快速从健康脑组织内洗脱，但 AD 患者脑内清除缓慢[18]。研究发现 Aβ 沉积见于所有 AD 患者、60%~75% 的轻度认知障碍（mild cognitive impairment，MCI）患者、10%~30% 的正常老年人[19]。转化为 AD 的 MCI 患者 PIB 结合量增高，与 AD 患者无显著差异，74% 的遗忘型 MCI 患者表现 Aβ 沉积，而所有的非遗忘型 MCI 患者显示为阴性[20]。由于 ^{11}C-PIB 半衰期仅为 20min，使其临床应用受限。2012 年美国食品药品管理局（FDA）批准 ^{18}F-florbetapir（AV-45）作为全球首个 ^{18}F 标记用于临床诊断 AD 的药物，比 ^{18}F-FDDNP 与 Aβ 蛋白的亲和力更高，但是低于 ^{11}C-PIB 和 ^{18}F-flutemetamol。^{18}F-flutemetamol 具有与 ^{11}C-PIB 类似的化学结构、生物学特性和体内分布，由于采用 ^{18}F 标记，^{18}F 物理半衰期（110min）比 ^{11}C（20min）长，所以，^{18}F-flutemetamol 比 ^{11}C-PIB 更具有实际应用价值，2013 年美国 FDA 批准用于临床诊断 AD。研究发现 ^{18}F-THK5351 在小鼠显像上表现出良好的药代动力学效果，并且不容易脱标；在 AD 患者脑内与海马的亲和力很高，并能与白质迅速分离，但上述显像剂尚处于研究阶段，还需进一步临床研究证实。

（2）MRI 在阿尔茨海默病的应用：MRI 结构成像能够显示 AD 患者的脑萎缩情况，基于体素的形态测量法（voxel-based morphometry，VBM）是最常用的评价脑组织细微结构的手段，AD 患者海马、内嗅皮层、边缘系统及杏仁核的体积萎缩，对临床早期识别 AD 患者有重要意义。此外，DTI 的研究发现 AD 患者脑白质异常改变，海马、颞叶及顶叶 MD 值明显增高，钩束、上纵束、胼胝体及额颞叶白质 FA 值降低，这些白质改变的临床意义仍待进一步研究[21]。静息态 fMRI 结果提示 AD 患者脑默认网络（default mode network，DMN）的功能连接强度降低，但与相应部位的 Aβ 沉积程度无明显相关[22]。AD 患者早期即可出现 CBF 异常，CBF 较正常人降低 40%，ASL 研究发现 CBF 降低主要位于楔前叶、后扣带回、内侧颞叶及梭状回等脑区,对早期诊断有重要价值[23]。AD 患者由于神经元完整性破坏、神经胶质细胞增生,MRS 发现后扣带回、海马、前额叶及颞叶的 NAA、Cho、Cr、MI 等代谢物浓度异常,主要表现为 NAA、Cho 浓度降低、MI 水平增高。

（3）一体化 PET/MR 在阿尔茨海默病的应用:一体化 PET/MR 结合结构和功能信息,对理解 AD 的脑血流、葡萄糖代谢、Aβ 蛋白沉积、tau 蛋白沉积和解剖学异常之间的相关性,提高早期诊断和评估预后具有优势(图 4-2-5)。目前应用 Aβ 蛋白示踪剂的 PET/MR 在 AD 的研究仅有一篇个案报道,皮层可见 Aβ 蛋白的沉积,同时伴有血管病变,明确诊断为 AD- 血管性痴呆[24]。PET 和 MRI 两种检查的结合,尤其适用于 AD 患者,避免了多次扫描,便于临床医生对患者的管理。而且 PET 成像和 MRI 信息的互补,不仅有助于 AD 与其他类型痴呆的鉴别诊断,而且对揭示其病理生理机制有重要价值[25]。目前静息态 fMRI 在 AD 的研究提出了"失连接"的假说,正常人脑完成活动需要多个脑区的协同作用,而 AD 的局部病理变化改变了脑区间的功能连接,引起众多脑区之间的功能连接异常,最终导致功能损伤。PET 与同步静息态 fMRI、DTI 相结合,为 AD 的病理生理机制研究提供了新方法。40 例轻度 AD、21 例 MCI 和 26 例健康志愿者的一体化 PET/MR 研究,显示 AD 患者海马和楔

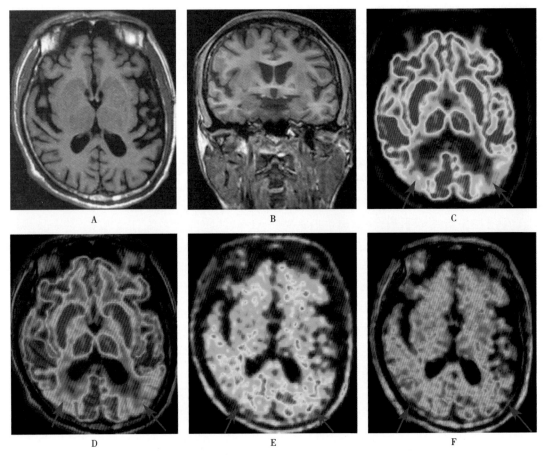

图 4-2-5　患者,男,50 岁,临床诊断 AD。18F-FDG 与 18F-AV45 双示踪剂 PET/MR 检查。MRI 横轴位 T1WI (A)显示脑沟脑裂轻度增宽;冠状位 T1WI(B)双侧海马未见异常;横轴位 18F-FDG PET(C)和 PET/MR 融合图像(D)显示双侧颞顶联合皮层 18F-FDG 摄取减低;横轴位 18F-AV45 PET(E)和 PET/MR 融合图像(F)显示双侧颞顶联合皮层 Aβ 沉积

前叶的功能连接降低,但海马的葡萄糖代谢增高,楔前叶的葡萄糖代谢减低（AD<MCI< 正常对照组）,进一步验证了 AD 的"失连接"假说[26]。

2. 帕金森病 帕金森病（Parkinson disease, PD）是常见的神经系统变性疾病,老年人多见,平均发病年龄为 60 岁左右,40 岁以下起病的青年帕金森病较少见,我国 65 岁以上人群 PD 的患病率大约 1.7%,其确切病因目前仍不清楚。PD 最主要的病理改变是中脑黑质多巴胺（dopamine, DA）能神经元的变性死亡,引起纹状体 DA 含量显著性减少而致病。DA 是中枢神经系统重要的神经递质,纹状体的多巴胺主要储存于黑质 – 纹状体通路神经末梢的囊泡内,左旋多巴（L-DOPA）是 DA 的直接前体。PD 的发生与基底节神经的多巴胺、多巴胺受体和多巴胺转运体含量与分布异常有直接关系。

（1）PET/CT 在帕金森病的应用:PD 的 PET 显像主要有:葡萄糖代谢显像;多巴胺能神经元突触前功能性显像[多巴类显像、多巴胺转运蛋白（dopamine transporter, DAT）显像和 2 型囊泡单胺转运体（type 2 vesicular monoa mine transporter, VMAT2）显像];多巴胺能神经元突触后功能性显像（多巴胺 D1、D2 受体显像）。表 4-2-2 是常用于 PD 诊断的正电子示踪剂。

表 4-2-2 常用于 PD 的正电子示踪剂

	多巴胺递质	多巴胺受体	多巴胺递质转运体
正电子示踪剂	6-^{18}F-DOPA	D1 受体显像剂:^{11}C-SCH23390	^{18}F-β-CFT
		D2 受体显像剂:	^{11}C-WIN35428
		^{11}C-raclopride	^{11}C-CIT
		^{18}F-fallypride（AV-133）	^{11}C-CFT

PD 患者 ^{18}F-FDG PET 的脑代谢模式,表现为基底节、额叶、顶叶、颞叶皮质区域的代谢异常,早期基底节代谢增加,随着疾病进展,其代谢表现正常,之后表现为低代谢,但 PD 患者异常代谢的部位、程度、特征的研究报道不同,与研究方法不同（如患者是否停用多巴胺能药物）和患者的严重程度有关。^{18}F-FDG 对于 PD 早期诊断、鉴别 PD 和与各种帕金森叠加综合征、反映病情的严重程度具有重要价值。通过 ^{18}F-FDG PET 评估静息态脑葡萄糖代谢水平发现的帕金森病相关脑代谢网络模式（PD-related pattern, PDRP）被认为是 PD 的影像类生物学标志物,表现为丘脑、豆状核、中央前回葡萄糖代谢增加,前额叶运动区和后顶叶代谢减低[27]。研究表明,PDRP 可以用于 PD 的早期诊断以及与帕金森叠加综合征的鉴别诊断[28]。Tang 等[29]采用基于影像的自动化分类程序来区分患者,发现其鉴别 PD 和帕金森叠加综合征的敏感度和特异度分别超过 80% 和 90%。

多巴类显像的示踪剂主要为 ^{18}F、^{11}C 标记的多巴（^{18}F-DOPA、^{11}C-DOPA）,评价多巴胺能神经末梢的摄取、储存和脱羧能力,显示 PD 患者受累肢体对侧壳核 ^{18}F-DOPA 的摄取减少,主要应用于 PD 的早期诊断及鉴别诊断、监测病情进展、疗效评价。DAT 示踪剂主要为 ^{18}F、^{11}C 标记的 IPCIT、β-CIT、CFT 等,VMAT2 示踪剂为 ^{11}C-DTBZ,能够显示 PD 患者壳核的摄取降低。多巴胺系统异常与 PD 的运动症状有关,DAT 示踪剂的低摄取与 PD 症状（如运动迟缓、强直）的严重程度密切相关[30],而多巴胺能显像正常可以排除 PD 的可能。PD 患者的壳核功能减低较尾状核和整个纹状体的功能减低更早发生,因此 ^{18}F-FP-CIT PET 显像能够早期发现壳核后部 DAT 密度减低,可以更早诊断帕金森病,并能显示其严重程度、监测疾病的进展[31]。多巴胺受体显像剂有 ^{11}C-SC~23390（D_1R 拮抗剂）和 ^{11}C-raclopride（D_2R 拮抗剂）等,应用最多的

是 D_2R 显像剂。[11]C-raclopride 研究表明早期 PD 患者壳核的多巴胺 D_2 受体密度升高,而尾状核无明显变化,有助于 PD 和进行性核上性麻痹、多系统萎缩等的鉴别诊断。

（2）MRI 在帕金森病的应用:常规 MRI 的 T2WI、T1WI 在 PD 早期通常无特异性异常信号,随着高场 MRI（≥3T）的应用,图像信噪比明显增高,有助于敏感的显示中脑、基底节的改变。MRI 结构像研究显示 PD 患者黑质、基底节体积较正常人显著减小,并且额叶、颞枕区皮质、杏仁体的体积也有减小;根据大脑脚的萎缩程度,诊断的敏感性达 74%~83%、特异性达 79%~94%,根据皮层下运动区萎缩部位的不同,诊断的准确率高达 92%。SWI 对铁沉积的敏感性高,能显示 PD 患者黑质、基底节存在异常铁沉积,黑质致密带信号的丢失,黑质致密带宽度 / 中脑直径比值较正常人降低。由于纹状体脑区黑质纤维的缺失,早期 PD 患者 DTI 表现各向异性（FA）明显降低,有助于 PD 的鉴别诊断,敏感性和特异性高达 90%~100%。MRS 检查显示 PD 双侧基底节的 NAA/Cr 显著减低,提示基底节多巴胺神经元变性缺失。此外,PD 患者的静息态 fMRI 也表现出特定脑区的功能异常,且与疾病的严重程度相关。

（3）一体化 PET/MR 在帕金森病的应用:目前一体化 PET/MR 在 PD 的研究尚处起始阶段（图 4-2-6）。Choi 等[32]利用 ^{18}F-FP-CIT PET/MR 显像研究 PD 患者脑灰质改变与纹状体多巴胺能功能减退之间的相关性,结果显示枕叶皮层纹状体多巴胺转运体的结合率与灰质密度呈负相关,在小脑、海马旁回和额叶皮层呈正相关。PET 新型示踪剂和 MRI 功能成像相结合,将对 PD 发病机制、早期诊断与治疗监测有重要价值。

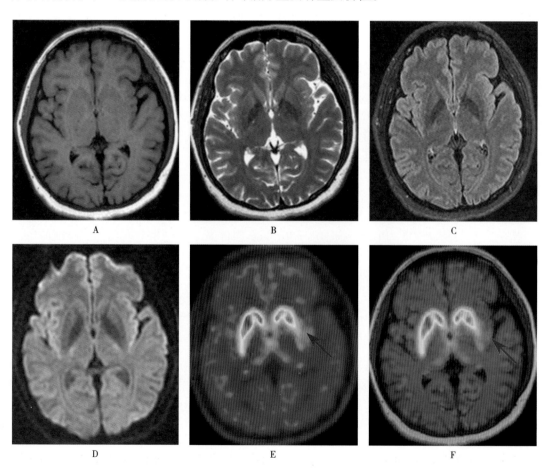

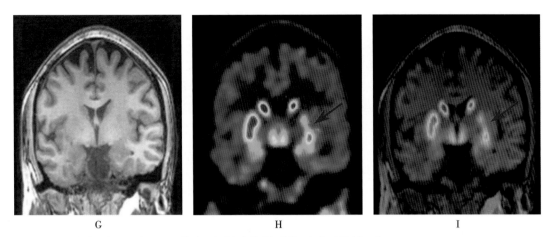

图 4-2-6　患者,女,48 岁,双腿拖曳,右侧肢体抖动伴运动不灵活 8 年,MMSE 30/30; MOCA 24/30; ACE 68/100;入院 UPDRS 12 分(旧版)、15(新版);出院 UPDRS 8 分(旧版)、11(新版),为鉴别诊断行 ^{18}F-AV133 PET/MR 检查。MRI 横轴位 T1WI(A)、T2WI(B)、FLAIR(C)、DWI(D)、冠状位(G)未见异常信号,横轴位 PET(E)和 PET/MR 融合横轴位(F)、冠状位(H)和 PET/MR 融合冠状位(I)显示左侧壳核尾部 ^{18}F-AV133 摄取减低。临床诊断 PD(H-Y 分期 1.5)

五、癫痫

癫痫是多种病因引起的慢性脑部疾患,以脑部神经元过度放电所致的突然、反复和短暂的中枢神经系统失常为特征,部分发作是癫痫的常见发作形式,其中以颞叶癫痫最为常见。癫痫的诊断需要结合神经系统检查、脑电图、血液学检查、MRI、SPECT 和 PET 检查。

1. PET/CT 在癫痫的应用　[18]F-FDG PET/CT 诊断颞叶癫痫的敏感性为 80%~90%,而诊断颞叶外癫痫的敏感性为 45%~92%[33]。对于 EEG 和 MRI 无法发现致痫灶的难治性癫痫,[18]F-FDG PET 对于病灶的术前定位具有很高敏感性。PET 能够为 2/3 的患者术前定位提供有价值的信息,改变 50%~70% 患者的手术计划。[11]C-FMZ PET 测量局部脑区中枢型苯二氮䓬受体(cBZR)密度减低,与 ^{18}F-FDG PET/CT 显像发现的代谢减低区相比,[11]C-FMZPET 显示的异常区域更局限[34]。颞叶海马硬化术后脑室周围 ^{11}C-FMZ 结合增多,提示患者预后不良,可能导致癫痫复发[35]。另外,癫痫的 PET 受体显像剂还有阿片受体 PET 显像剂,如 ^{11}C-CFN 等;5-羟色胺受体显像剂,如 ^{18}F-MPPF;多巴胺 D2 受体显像剂,如 ^{18}F-fallypride;乙酰胆碱受体显像剂,如 ^{18}F-FA-85380(2FA),PET 受体显像有利于研究癫痫的发病机制。

2. MRI 在癫痫的应用　MRI 主要用于癫痫的定位诊断,结构成像可以测量脑组织的体积,尤其对海马萎缩有重要意义,可检测双侧海马形态差异,发现海马硬化导致的癫痫。MRS 的 NAA/(Cho+Cr)比值反映神经元缺失或胶质增生,帮助定位形态学正常的致痫灶,是定量诊断癫痫的最敏感指标之一,另外,MRS 可以测定抗癫痫药物产生作用的反应物(如 γ-氨基丁酸)浓度,以评估药物疗效[36]。DTI 无创检测脑白质损伤,发现隐源性病灶或病变引起的白质改变。文献报道单侧海马硬化的癫痫患者,除同侧颞叶、边缘系统及弓状纤维发生异常,对侧额颞叶白质也有异常,提示局灶性癫痫能够引起广泛的脑白质改变,可能与致痫灶引起的神经网络受损有关[37]。

fMRI 在癫痫的应用分为任务态 fMRI、EEG-fMRI 及静息态 fMRI 三种形式。任务态 fMRI 通过语言或运动刺激准确定位相应的功能区,从而在术前评价癫痫患者皮层功能的受损情况,也可以为外科手术绘制脑功能区图,避免切除时损伤脑区。与 EEG 同步的 fMRI 主要用于安全、简便、准确地对脑深部或脑内多发致痫灶定位,指导颅内电极放置。静息态 fMRI 通过多种后处理算法评价脑内功能连接及脑网络的变化,显示患者的脑功能网络重组 情况,目前研究发现癫痫导致包括默认状态网络、背侧注意网络等多个功能网络内部及彼此 之间的连接受损,而且大脑左、右侧的致痫灶的脑功能重塑模式不同[38]。

3. 一体化 PET/MR 在癫痫的应用   MRI 是癫痫术前定位致痫灶的首选检查,但约 20% 难治性癫痫患者可表现为 MRI 阴性,并且局灶性皮质发育不良(focal cortical dysplasia, FCD)Ⅰ型患者很难在 MRI 发现病灶。^{18}F-FDG PET 对于癫痫的术前定位具有很高敏感性, 尤其对 MRI 阴性的难治性癫痫、FCD Ⅰ型或 MRI 与发作期 EEG 结果不一致的患者,但 PET 显示的低代谢区通常大于手术病理证实的致痫灶范围,难以准确定位。文献报道一体化 PET/ MR 有助于 MRI 阴性患者的致痫灶定位,而且利用 PET 和 MRI 图像配准指导手术治疗,发现 87% 的癫痫患者术后不再复发,提示 PET 和 MRI 图像的融合对于难治性癫痫的术前评估有 重要价值,有助于提高发现病灶和改善预后[39,40]。一体化 PET/MR 同步获得 PET 和 MRI 信 息,自动进行图像精确配准,对癫痫患者术前的无创精确定位具有独特优势(图 4-2-7)。

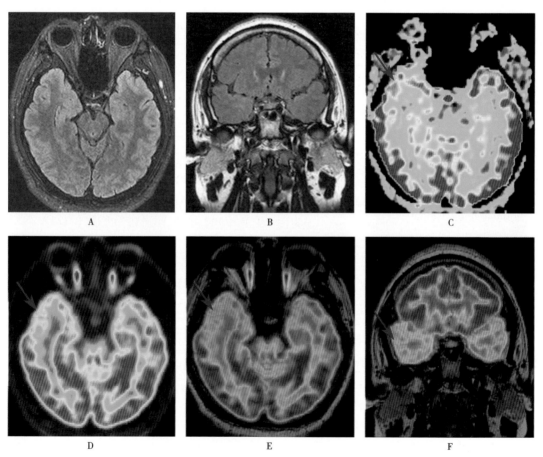

图 4-2-7   患者,男,26 岁,发作性意识丧失,肢体抽搐 9 年。一体化 PET/MR 头颅检查横轴位 FLAIR(A)、冠 状位 FLAIR(B)未见明确异常信号;横轴位 ASL(C)显示右侧颞叶 CBF 减低;横轴位 PET(D)和横轴位 (E)、冠状位(F)PET/MR 融合图像显示右侧颞叶 ^{18}F-FDG 摄取减低;术后病理为右侧前颞叶局灶皮质发育 不良(FCDⅠb 型)

目前一体化 PET/MR 在癫痫中的研究报道较少,而且均为小样本数据。Garibotto 等[41]对 15 例脑疾病患者(其中包括 6 例癫痫)进行一体化 PET/MR 研究,结果显示 PET/MR 提高了致痫灶的诊断准确性,且比 PET/CT 辐射剂量低,更适用于儿童患者。Ding 等[42]发现癫痫患者在 PET 上有独特的代谢模式,且 MRI 显示的海马结构异常与 PET 的代谢减低区之间有很好的相关性。Shin 等[43]对 29 例癫痫术后患者进行 PET/MR,提示一体化 PET/MR 比单独使用 MRI 或 PET 提高了致痫灶的检出率,但仍需大样本量研究评估其临床效益。

六、其他

其他中枢神经系统病变,如炎症、多发性硬化(multiple sclerosis, MS)等,一体化 PET/MR 成像有助于获得更充分的诊断依据,监测疾病进展、预测预后及评估疗效,以及深入理解发病机制。MS 是中枢神经系统的炎性退行性疾病,MRI 可以发现 MS 的活动性、代谢变化、铁沉积以及隐匿性白质损伤;^{18}F-FDG 评估 MS 的代谢改变;Balo 同心圆硬化和肿瘤样多发硬化的代谢特征不同,提示疾病的活动性不同;因此一体化 PET/MR 对 MS 的病理学和发病机制提供更全面的信息[44]。

(齐志刚　卢　洁　赵国光)

参 考 文 献

1. Zeimpekis KG, Barbosa F, Hüllner M, et al. Clinical evaluation of PET image quality as a function of acquisition time in a new TOF-PET/MRI compared to TOF-PET/CT-initial results. Mol Imaging Biol, 2015, 17(5): 735–744.

2. Vandenberghe S, Marsden PK. PET-MRI: a review of challenges and solutions in the development of integrated multimodality imaging. Phys Med Biol, 2015, 60(4): R115–154.

3. Khalil A, Orellana MR, Fulop T, et al. Positron emission tomography imaging for vascular inflammation evaluation in elderly subjects with different risk factors for cardiovascular diseases. Am J Nucl Med Mol Imaging, 2014, 4(3): 283–292.

4. Mateo J, Izquierdo-Garcia D, Badimon JJ, et al. Noninvasive assessment of hypoxia in rabbit advanced atherosclerosis using 18F-fluoromisonidazole positron emission tomographic imaging. Circ Cardiovasc Imaging, 2014, 7(2): 312–320.

5. Kashefi A, Zhao H, Chen X. Molecular imaging as the main part of our decision-making and treatment strategies in stroke. Front Biosci, 2008, 13(10): 1535–1556.

6. Thiel A, Radlinska BA, Paquette C, et al. The temporal dynamics of post stroke neuro inflammation: a longitudinal diffusion tensor imaging-guided PET study with 11C-PK11195 in acute subcortical stroke. J Nucl Med, 2010, 51(9): 1404–1412.

7. Nihashi T, Dahabreh IJ, Terasawa T. Diagnostic accuracy of PET for recurrent glioma diagnosis: a meta-analysis. AJNR Am J Neuroradiol, 2013, 34(5): 944–950, S1–11.

8. Kosaka N, Tsuchida T, Uematsu H, et al. 18F-FDG PET of common enhancing malignant brain tumor. AJR Am J Roentgenol, 2008, 190(6): W365–369.

9. Pöpperl G, Kreth FW, Mehrkens JH, et al. FET PET for the evaluation of untreated gliomas: correlation of FET uptake and uptake kinetics with tumor grading. Eur J Nucl Med Mol Imag,

2007, 34（12）：1933–1942.

10. Rueger MA, Ameli M, Li H, Winkeler A, et al.［18F］FLT PET for non-invasive monitoring of early response to gene therapy in experimental gliomas. Mol Imaging Biol, 2011, 13（3）：547–557.

11. Viel T, Boehm-Sturm P, Rapic S, et al. Non-invasive imaging of glioma vessel size and densities in correlation with tumour cell proliferation by small animal PET and MRI. Eur J Nucl Med Mol Imaging, 2013, 40（10）：1595–1606.

12. Schonberg T, Pianka P, Hendler T, et al. Characterization of displaced white matter by brain tumors using combined DTI and fMRI. Neuroimage, 2006, 30（4）：1100–1111.

13. Dunet V, Maeder P, Nicod-Lalonde M, et al. Combination of MRI and dynamic FET PET for initial glioma grading. Nuklearmedizin, 2014, 53（4）：155–161.

14. Fraioli F, Shankar A, Hargrave D, et al. 18F-fluoroethylcholine（18F-Cho）PET/MRI functional parameters in pediatric astrocytic brain tumors. Clin Nucl Med, 2015, 40（1）：e40–45.

15. Kwee SA, DeGrado TR, Talbot JN, et al. Cancer imaging with fluorine-18-labeled choline derivatives. Semin Nucl Med, 2007, 37（6）：420–428.

16. Matsuo M, Miwa K, Shinoda J, et al. Target definition by C11-methionine-PET for the radiotherapy of brain metastases. Int J Radiat Oncol Biol Phys, 2009, 74（3）：714–722.

17. Deuschl C, Nensa F, Grueneisen J et al. Diagnostic impact of integrated 18F-FDG PET/MRI in cerebral staging of patients with non-small cell lung cancer. Acta Radiol, 2016, 14：284185116681041.

18. Cohen AD, Klunk WE. Early detection of Alzheimer's disease using PiB and FDG PET. Neurobiol Dis, 2014, 72：117–122

19. Jack CR Jr, Lowe VJ, Weigand SD, et al. Serial PIB and MRI in normal, mild cognitive impairment and Alzheimer's disease：implications for sequence of pathological events in Alzheimer's disease. Brain, 2009, 132（5）：1355–1365.

20. Jiménez-Bonilla JF, Banzo I, De Arcocha-Torres M, et al. Amyloid imaging with 11C-PIB in patients with cognitive impairment in a clinical setting：a visual and semiquantitative analysis. Clin Nucl Med, 2016, 41（1）：e18–23.

21. Sexton CE, Kalu UG, Filippini N, et al. A meta-analysis of diffusion tensor imaging in mild cognitive impairment and Alzheimer's disease. Neurobiol Aging, 2011, 32（12）：2322. e5–18.

22. Mormino EC, Smiljic A, Hayenga AO, et al. Relationships between beta-amyloid and functional connectivity in different components of the default mode network in aging. Cereb Cortex, 2011, 21（10）：2399–2407.

23. Asllani I, Habeck C, Scarmeas N, et al. Multivariate and univariate analysis of continuous arterial spin labeling perfusion MRI in Alzheimer's disease. J Cereb Blood Flow Metab, 2008, 28（4）：725–736.

24. Vercher-Conejero JL, Rubbert C, Kohan AA, et al. Amyloid PET/MRI in the differential diagnosis of dementia. Clin Nucl Med, 2014, 39（6）：e336–339.

25. Garibotto V, Heinzer S, Vulliemoz S, et al. Clinical applications of hybrid PET/MRI in

neuroimaging. Clin Nucl Med, 2013, 38 (1): e13–8.

26. Tahmasian M, Pasquini L, Scherr M et al. The lower hippocampus global connectivity, the higher its local metabolism in Alzheimer disease. Neurology, 2015, 84 (19): 1956–1963.

27. Teune LK, Renken RJ, Mudali D, et al. Validation of parkinsonian disease-related metabolic brain patterns. Mov Disord, 2013, 28 (4): 547–551.

28. Meles SK, Teune LK, de Jong BM, et al. Metabolic imaging in Parkinson disease. J Nucl Med, 2017, 58 (1): 23–28.

29. Tang CC, Poston KL, Eckert T, et al. Differential diagnosis of parkinsonism: a metabolic imaging study using pattern analysis. Lancet Neurol, 2010, 9 (2): 149–158.

30. Kim E, Howes OD, Kapur S. Molecular imaging as a guide for the treatment of central nervous system disorders. Dialogues Clin Neurosci, 2013, 15 (3): 315–328.

31. Jeong YJ, Son HJ, Yoon HJ, et al. Functional volumetric analysis of striatum using F-18 FP-CIT PET in patients with idiopathic Parkinson's disease and normal subjects. Ann Nucl Med, 2016, 30 (8): 572–528.

32. Choi H, Cheon GJ, Kim HJ, et al. Gray matter correlates of dopaminergic degeneration in Parkinson's disease: A hybrid PET/MR study using (18)F-FP-CIT. Hum Brain Mapp, 2016, 37 (5): 1710–1721.

33. Desai A, Bekelis K, Thadani VM, et al. Interictal PET and ictal subtraction SPECT: sensitivity in the detection of seizure foci patients with medically intractable epilepsy. Epilepsia, 2013, 54 (2): 341–350.

34. Vivash L, Gregoire MC, Lau EW, et al. 18F-flumazenil: a γ-aminobutyric acid A-specific PET radiotracer for the localization of drug-resistant temporal lobe epilepsy. J Nucl Med, 2013, 54 (8): 1270–1277.

35. Yankam Njiwa J, Bouvard S, Catenoix H, et al. Periventricular [(11)C]flumazenil binding for predicting postoperative outcome in individual patients with temporal lobe epilepsy and hippocampal sclerosis. Neuroimage Clin, 2013, 3 (8): 242–248.

36. Errante LD, Williamson A, Spencer DD, et al. Gabapentin and vigabatrin increase GABA in the human neocortical slice. Epilepsy Res, 2002, 49 (3): 203–210.

37. Focke NK, Yogarajah M, Bonelli SB, et al. Voxel-based diffusion tensor imaging in patients with mesial temporal lobe epilepsy and hippocampal sclerosis. Neuro Image, 2008, 40 (2): 728–737.

38. Luo C, Li Q, Lai Y, et al. Altered functional connectivity in default mode network in absence epilepsy: a resting-state fMRI study. Human Brain Mapping, 2011, 32 (3): 428–449.

39. Chassoux F, Rodrigo S, Semah F, et al. FDG-PET improves surgical outcome in negative MRI taylor type focal cortical dysplasias. Neurology, 2010, 75 (24): 2168–2175.

40. Boscolo Galazzo I, Mattoli MV, Pizzini FB, et al. Cerebral metabolism and perfusion in MR-negative individuals with refractory focal epilepsy assessed by simultaneous acquisition of (18)F-FDG PET and arterial spin labeling. Neuroimage Clin, 2016, 11: 648–657.

41. Garibotto V, Heinzer S, Vulliemoz S, et al. Clinical applications of hybrid PET/MRI in neuroimaging. Clin Nucl Med, 2013, 38 (1): e13–18.

42. Ding YS, Chen BB, Glielmi C, et al. A pilot study in epilepsy patients using simultaneous PET/MR. Am J Nucl Med Mol Imaging, 2014, 4 (5): 459–470.

43. Shin HW, Jewells V, Sheikh A, et al. Initial experience in hybrid PET-MRI for evaluation of refractory focal-onset epilepsy. Seizure, 2015, 31 (2): 1–4.

44. Bolcaen J, Acou M, Mertens K, et al. Structural and metabolic features of two different variants of multiple sclerosis: a PET/MRI study. J Neuroimaging, 2013, 23 (3): 431–436.

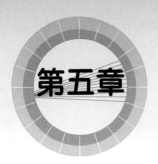

第五章

一体化 PET/MR 在肺癌的临床应用

肺癌是全世界最常见的恶性肿瘤之一,自 20 世纪以来发病率迅速增加,据统计每年新发肺癌约 160 万,占所有恶性肿瘤的 13%;每年因肺癌死亡病例约 140 万,占所有恶性肿瘤的 18%,已成为癌症导致死亡的主要原因[1,2]。肺癌的影像学检查方法主要有 X 线平片、胸部 CT、PET/CT 等。胸部 CT 与 X 线平片比较,显示肺癌的部位、形态、大小、对周围组织结构的侵犯及局部淋巴结转移更加清晰,是诊断肺癌的主要影像学手段。PET/CT 检查临床主要用于肺癌分期、评估疗效以及指导分子靶向治疗。

第一节　一体化 PET/MR 的肺癌扫描流程

一体化 PET/MR 肺癌扫描包括全身扫描和胸部局部扫描两部分。

一、全身扫描

见第三章第三节"一体化 PET/MR 全身扫描方案"。

二、胸部 PET/MR 扫描

确定胸部扫描位置、范围后进行胸部 PET/MR 扫描,具体方案见表 5-1-1。冠状位 T2、横轴位压脂、横轴位 DWI 扫描范围覆盖全肺,使用呼吸门控扫描,受检者需要保持腹式呼

表 5-1-1　一体化 PET/MR 胸部扫描方案

	序列	内容
定位	3-pl Loc	三平面定位
	PET Task	PET、MRI 同步扫描
衰减校正	MRAC	基于 MRI 的衰减校正
常规序列	RtrCor T2 SSSFSE	冠状位 T2(呼吸门控)
	Rtr Ax fs T2 Propeller	横轴位压脂 T2 Propeller(呼吸门控)
	Rtr Ax DWI	横轴位扩散加权成像(呼吸门控)
	BH Ax LAVA-Flex Mask	横轴位 LAVA-Flex 蒙片(屏气)
增强序列	BH Ax LAVA-Flex+C	横轴位 LAVA-Flex 动态增强(屏气)
	BH CorLAVA-Flex+C	冠状位 LAVA-Flex 增强(屏气)

吸。DWI 受胸部磁敏感伪影的影响较大,因此需要添加局部匀场,频率编码方向为左右, b 值一般为 800,也可使用多个 b 值扫描,进行指数分析。横轴位 LAVA-Flex 蒙片、横轴位 LAVA-Flex 动态增强、冠状位 LAVA-Flex 增强扫描需要屏气。横轴位 LAVA-Flex 动态增强 在静脉注射对比剂后 15s 开始,进行连续三期动态扫描。

第二节　一体化 PET/MR 在肺癌的应用

肺癌的早期诊断、分期、治疗方案、疗效评价等主要依赖影像学检查,美国国立综合癌 症网络(National Comprehensive Cancer network)肺癌临床指南提出,肺癌的治疗方案主要 根据 TNM 分期制定,患者分期不同,5 年存活率有明显差异,因此准确 TNM 分期具有重要 意义。国际抗癌联盟(Union for International Cancer Control, UICC)于 2017 年 1 月颁布最新版 (第八版)肺癌 TNM 分期(表 5-2-1),新分期标准使肺癌的诊断、治疗以及预后判断更加精 准[3]。目前 PET/CT 在肺癌的应用已经日益成熟,对肺癌早期诊断、分期、指导治疗、再分期、 疗效评价、监测复发及预测预后等有重要作用;而一体化 PET/MR 在肺癌中的价值尚处于研 究阶段。

表 5-2-1　肺癌 TNM 分期(第八版)

T 分期

Tx: 未发现原发肿瘤,或者通过痰细胞学或支气管灌洗发现癌细胞,但影像学及支气管镜无法发现。

T0: 无原发肿瘤的证据。

Tis: 原位癌。

T1: 肿瘤最大径≤3cm,周围包绕肺组织及脏层胸膜,支气管镜见肿瘤侵及叶支气管,未侵及主支气管。

　T1a(mi): 微浸润腺癌(minimally invasive adenocarcinoma, MIA);[a]

　T1a: 肿瘤最大径≤1cm;[b]

　T1b: 肿瘤最大径 >1cm,≤2cm;

　T1c: 肿瘤最大径 >2cm,≤3cm;

T2: 肿瘤最大径 >3cm,≤5cm;侵犯主支气管(不常见的表浅扩散型肿瘤,无论体积大小,侵犯限于支气 管壁时,虽可能侵犯主支气管,仍为 T1),但未侵及隆突;侵及脏层胸膜;有阻塞性肺炎或者部分或全肺 肺不张。符合以上任何一个条件即归为 T2。

　T2a: 肿瘤最大径 >3cm,≤4cm;

　T2b: 肿瘤最大径 >4cm,≤5cm;

T3: 肿瘤最大径 >5cm,≤7cm,直接侵犯以下任何一个器官,包括: 胸壁(包含肺上沟瘤)、膈神经、心包; 同一肺叶出现孤立性癌结节。符合以上任何一个条件即归为 T3。

T4: 肿瘤最大径 >7cm;无论大小,侵及以下任何一个器官,包括: 纵隔、心脏、大血管、隆突、喉返神经、主 气管、食管、椎体、膈肌;同侧不同肺叶内孤立癌结节。

N 分期

Nx: 区域淋巴结无法评估。

N0: 无区域淋巴结转移。

N1：同侧支气管周围及（或）同侧肺门淋巴结以及肺内淋巴结有转移，包括直接侵犯而累及的。

N2：同侧纵隔内及（或）隆突下淋巴结转移。

N3：对侧纵隔、对侧肺门、同侧或对侧前斜角肌及锁骨上淋巴结转移。

M 分期

M0：无远处转移。

M1：远处转移。

M1a：局限于胸腔内，包括胸膜播散（恶性胸腔积液、心包积液或胸膜结节）以及对侧肺叶出现癌结节（许多肺癌胸腔积液是由肿瘤引起的，少数患者胸液多次细胞学检查阴性，既不是血性也不是渗液，如果各种因素和临床判断认为渗液和肿瘤无关，那么不应该把胸腔积液纳入分期因素）。[c]

M1b：远处器官单发转移灶为 M1b。[d]

M1c：多个或单个器官多处转移为 M1c。

a：单发结节，肿瘤直径≤3cm，贴壁生长为主，病灶中任何一个浸润灶的最大直径≤5cm。b：任何大小的非常见浅表肿瘤，只要局限于支气管壁，即使累及主气管，也定义为 T1a。c：大部分肺癌患者胸腔积液或者心包积液是由肿瘤所引起的，但是如果胸腔积液多次细胞学未能找到癌细胞，胸腔积液又是非血性和非渗出的，临床判断胸腔积液和肿瘤无关，属于 M0。d：具有这些特点的 T2 肿瘤，如果≤4cm 或者直径不能确定的属于 T1a，如果 >4cm，≤5cm 归 T2b

一、PET/CT 在肺癌的临床应用

孤立性肺结节是肺癌早期的常见表现，由于很多良恶性结节的形态学特征重叠，仅根据常规 CT 无法明确诊断，^{18}F-FDG PET/CT 对恶性结节的敏感性高，可以明显提高诊断准确率[4,5]。大多数肺癌 PET 上表现为放射性代谢摄取增高，SUV_{mean}>2.5，对于低代谢的恶性结节，延迟显像通常病变的 SUV 增高，有助于进行鉴别诊断。肺癌分为非小细胞肺癌（non-small cell lung cancer，NSCLC）和小细胞肺癌（small cell lung cancer，SCLC）两大类，其中 NSCLC 占 75%~80%。NSCLC 患者的初始分期对选择治疗方案和预后有关键作用，既可以避免不必要的扩大手术治疗，又能避免分期过高而失去根治机会。与单独使用 PET 相比，PET/CT 能够明显提高发现肿瘤、胸壁和纵隔浸润的准确性，PET/CT 对 82% 的 NSCLC 患者能够进行准确 T 分期，而单独使用 PET 或 CT 分别仅为 55% 和 68%[6]。CT 诊断淋巴结转移主要根据大小，有一定的局限性；PET/CT 主要根据淋巴结代谢为诊断依据，以半定量 SUV≥2.5 为标准，其显示淋巴结转移的准确性高于单独使用 CT 或 PET[7,8]。PET/CT 是寻找远处转移的优选检查手段，发现肺癌的骨、肝脏、肾上腺等转移灶，但对脑转移优势不明显，PET/CT 发现远处转移可能改变肺癌分期，从而改变临床治疗计划。此外，PET/CT 有助于指导肺癌患者的放疗方案，以及监测疗效。2015 版《中国原发性肺癌诊疗规范》提出 PET/CT 是肺癌诊断、分期与再分期、疗效评价和预后评估的最佳方法，推荐有条件者使用[9]。

二、MRI 在肺癌的临床应用

由于肺组织含气量和血流量丰富，还有呼吸运动及心脏运动伪影的影响，使 MRI 在肺部临床应用受到很大限制，但由于软组织分辨率高，可以从多角度显示肺癌病灶的内部结构，观察淋巴结肿大及相邻心脏大血管、纵隔及胸壁的受累情况；动态增强扫描

显著提高图像的信噪比,准确显示肿瘤范围及内部结构,观察新生血管及周围血管受累情况。

通常肺癌在 T1WI 上呈稍低信号,T2WI 上呈高信号,根据病理类型不同病变信号有差异,如腺癌因为含有腺腔和黏液,T1WI 和 T2WI 上均为较高信号。MRI 能清晰显示肿瘤内部坏死、纤维化等改变,但对钙化敏感度低。中央型肺癌的支气管阻塞性表现,通过信号差异可以鉴别肿块及继发病变,DWI 上肿块呈明显高信号,阻塞性肺炎和肺不张的信号较低且不均匀,T2WI 上肿块信号较阻塞性肺炎和肺不张低,脂肪抑制序列肿块信号下降更明显。DWI 对鉴别肺占位的良恶性、区分肺癌的病理分型、肺癌分期、监测进展及疗效等方面均有重要价值,尤其对显示全身转移具有独特优势[10,11]。ADC 值可以定量评价肺结节的良恶性,腺癌的 ADC 值明显高于鳞癌或大细胞癌,高分化腺癌的 ADC 值高于中、低分化肺癌[12]。全身 DWI 评价肺癌远处转移(如淋巴转移、骨转移及脑转移)的准确性与 PET/CT 一致[13]。DWI 联合应用动态增强扫描能够显示非小细胞肺癌对化疗的早期应答,是预测肺癌化疗预后的早期、敏感指标[14,15]。

由于肺组织缺乏质子,T2 及 T2* 的弛豫时间极短(<1ms),因此肺组织的 MRI 扫描需要能够迅速获取衰减信号,尤其是对短 T2 信号敏感的短回波时间序列。零回波时间(zero echo time,ZTE)技术通过使用大幅度的射频脉冲,射频脉冲开始前打开读出梯度,消除梯度输出延迟,对短 T2 信号敏感,显示肺组织有极大优势,同时可以降低涡流效应产生的伪影,提高图像信噪比。Weiger 等及 Gibiino 等[16,17]已经成功将此序列分别应用于动物及健康人肺部扫描,证实 ZTE 对肺组织成像的可行性。目前,ZTE 序列尚未应用于疾病研究,未来将对肺癌的临床应用具有重要价值。

三、一体化 PET/MR 在肺癌的应用

1. 肺癌分期　肺癌的精准分期对于肺癌治疗方案制订、疗效评估很重要,研究报道 PET/MR 和 PET/CT 对肺癌患者的 T 分期、N 分期没有显著差异[18]。但是,[18]F-FDG PET/CT 对本底 ^{18}F-FDG 高摄取器官(如大脑和肝脏)的病灶,或者是微小病灶容易漏诊;此外,约 40% 肺癌患者发生脑转移,CT 检测脑转移瘤的价值有限,而 MRI 脑增强检查是肺癌术前分期的常规检查方法,因此,一体化 PET/MR 检查对于发现脑转移明显优于 PET/CT,为患者术前分期提供准确依据(图 5-2-1、图 5-2-2)。

2. 甄别棕色脂肪组织　人体含有白色和棕色两种脂肪组织,棕色脂肪细胞含有线粒体,呈棕褐色,因此称为棕色脂肪组织,通常分布在颈部、锁骨上区、腋下、纵隔、脊柱旁及肾周,主要作用是产生热量,维持体温。儿童棕色脂肪组织含量相对较高,随着年龄增长,含量逐渐减少。但在寒冷的环境下,棕色脂肪细胞膜的葡萄糖转运体被激活,PET 检查时可以摄取 ^{18}F-FDG 而显影,很难与转移灶鉴别。MRI 检查的 LAVA FLEX 序列能够获得组织脂相(甘油三酯)和水相,与 ^{18}F-FDG 代谢信息结合,有助于鉴别转移灶和棕色脂肪组织,二者虽然 ^{18}F-FDG 代谢均增高,但肺癌的淋巴结转移在 MRI 水相呈高信号,脂相上呈现低信号,而棕色脂肪在水相呈低信号,脂相上呈高信号。因此综合分析 MRI 水相、脂相和 ^{18}F-FDG 图像,能够鉴别转移灶和棕色脂肪,而单纯 ^{18}F-FDG PET/CT 无法进行准确诊断。

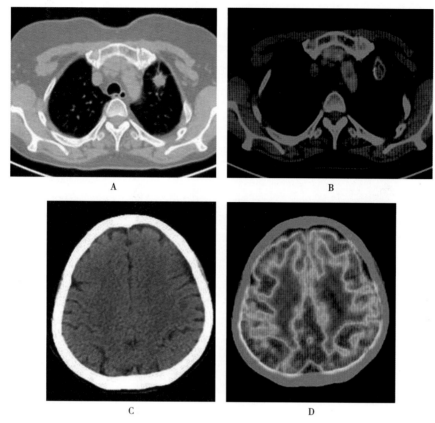

图 5-2-1　患者,女,57 岁,PET/CT 检查 CT 肺窗(A)显示左肺上叶结节;PET/CT 融
合图像(B)左肺上叶病灶 ^{18}F-FDG 摄取增高,SUV$_{mean}$14.48,SUV$_{max}$17.82;头颅 CT(C)
未见明确异常;PET/CT 融合图像(D)颅内未见明确放射性摄取异常;肺部病灶穿刺
活检病理为腺癌

3. 肺癌疗效评估　随着分子靶向治疗药物在临床应用,如针对肺腺癌(表皮生长因子突变型)的吉非替尼类药物,能够明显提高患者生存期,因此临床对肿瘤疗效评估的需求增多。一体化 PET/MR 与 PET/CT 比较,无 X 线辐射,PET 的注射剂量减低,PET 图像分辨率和灵敏度提高。PET 和 MR 图像结合,可同时获得实体瘤治疗疗效评价(response evaluation criteria in solid tumors, RECIST)和实体瘤治疗疗效 PET 评价(PET response evaluation criteria in solid tumors, PERCIST)标准的评估结果,因此对肺癌疗效评估有明显优势。目前研究提出一体化 PET/MR 结合低剂量 CT,从而准确评估肺癌患者的 TNM 分期[19]。

4. 一体化 PET/MR 在肺癌中的局限性　与 CT 相比,MRI 对较小的肺癌病灶显示差,呼吸和心脏的运动伪影影响小病灶的检出率,虽然一体化 PET/MR 检查行 MRI 增强扫描能够提高肺内病灶的检出率,但是对于肺内微小病灶的检出率仍不及 PET/CT[20]。新的短回波时间序列(如 ZTE)可以得到高分辨率的肺组织图像,但这种技术受背景信号影响较大,尚未应用于临床。未来一体化 PET/MR 仍需在新序列、呼吸门控设计或运动矫正技术等方面进行探索。

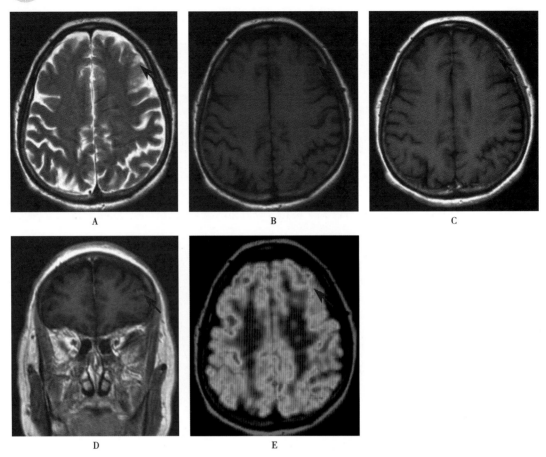

图 5-2-2　与图 5-2-1 为同一患者,一体化 PET/MR 检查头颅横轴位 T2WI(A)显示左侧额叶皮层小圆形高信号(箭头);横轴位 T1WI(B)上病灶为低信号(箭头);增强横轴位(C)和冠状位(D)T1WI 显示病灶呈不均匀强化(箭头);头颅 PET/MR 横轴位融合图像(E)显示病灶 ^{18}F-FDG 摄取轻度减低(箭头)

（单　艺　卢　洁　赵国光）

参 考 文 献

1. Kligerman S. The clinical staging of lung cancer through imaging: a radiologist's guide to the revised staging system and rationale for the changes. Radiol Clin North Am, 2014, 52(1): 69-83.

2. Jemal A, Bray F, Ferlay J, et al. Global cancer statistics. CA cancer J Clin, 2011, 61(2): 69-90.

3. Detterbeck FC, Boffa DJ, Kim AW, et al. The eighth edition lung cancer stage classification. Chest, 2017, 151(1): 193-203.

4. Li S, Zhao B, Wang X, et al. Overestimated value of (18)F-FDG PET/CT todiagnose pulmonary nodules: analysis of 298 patients. Clin Radiol, 2014, 69(8): e352-357.

5. Sim YT, Goh YG, Dempsey MF, et al. PET-CT evaluation of solitary pulmonary nodules: correlation with maximum standardized uptake value and pathology. Lung, 2013, 191(6): 625-632.

6. De Wever W, Stroobants S, Coolen J, et al. Integrated PET/CT in the staging of non-small cell lung cancer: Technical aspects and clinical integration. Eur Respir J, 2009, 33 (1): 201–212.

7. De Wever W, Ceyssens S, Mortelmans L, et al. Additional value of PET-CT in the staging of lung cancer: comparison with CT alone, PET alone and visual correlation of PET and CT. Eur Radiol, 2007, 17 (1): 23–32.

8. Hochhegger B, Alves GR, Irion KL, et al. PET/CT imaging in lung cancer: indications and findings. J Bras Pneumol, 2015, 41 (3): 264–74.

9. 支修益, 石远凯, 于金明. 中国原发性肺癌诊疗规范 (2015 年版). 中华肿瘤杂志, 2015, 37 (1): 67–78.

10. Biederer J, Beer M, Hirsch W, et al. MRI of the lung (2/3). Why... when... how? Insights Imaging, 2012, 3 (4): 355–371.

11. Chen W, Jian W, Li HT, et al. Whole-body diffusion-weighted imaging vs. FDG-PET for the detection of non-small-cell lung cancer. How do they measure up? Magn Reson Imaging, 2010, 28 (5): 613–620.

12. Matoba M, Tonami H, Kondou T, et al. Lung carcinoma: diffusion-weighted MR imaging-preliminary evaluation with apparent diffusion coefficient. Radiology, 2007, 243 (2): 570–577.

13. Ohno Y, Koyama H, Onishi Y, et al. Non-small cell lung cancer: whole-body MR examination for M-stage assessment-utility for whole-body diffusion-weighted imaging compared with integrated FDG PET/CT. Radiology, 2008, 248 (2): 643–654.

14. Yabuuchi H, Hatakenaka M, Takayama K, et al. Non-small cell lung cancer: detection of early response to chemotherapy by using contrast-enhanced dynamic and diffusion-weighted MR imaging. Radiology, 2011, 261 (2): 598–604.

15. Ohno Y, Koyama H, Yoshikawa T, et al. Diffusion-weighted MRI versus 18F-FDG PET/CT: performance as predictors of tumor treatment response and patient survival in patients with non-small cell lung cancer receiving chemoradio therapy. AJR Am J Roentgenol, 2012, 198 (1): 75–82.

16. Weiger M, Wu M, Wurnig MC, et al. Rapid and robust pulmonary proton ZTE imaging in the mouse. NMR Biomed, 2014, 27 (9): 1129–1134.

17. Gibiino F, Sacolick L, Menini A, et al. Free-breathing zero-TE MR lung imaging. Magn Reson Mater Phy, 2015, 28 (3): 207–215.

18. Heusch P, Buchbender C, Kohler J, et al. Thoracic staging in lung cancer: prospective comparison of 18F-FDG PET/MR imaging and 18F-FDG PET/CT. J Nucl Med, 2014, 55 (3): 373–378.

19. Delso G, ter Voert E, de Galiza Barbosa F, et al. Pitfalls and limitations in simultaneous PET/MRI. Semin Nucl Med, 2015, 45 (6): 552–559.

20. Rauscher I, Eiber M, Fürst S, et al. PET/MR imaging in the detection and characterization of pulmonary lesions: technical and diagnostic evaluation in comparison to PET/CT. J Nucl Med, 2014, 55 (5): 724–729.

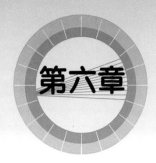

第六章

一体化 PET/MR 在腹部肿瘤的应用

目前腹部影像学检查最为广泛应用的是超声和 CT；MRI 软组织分辨率高且无辐射，通过多层面、多序列及结构与功能成像相结合的扫描方式获得更多的诊断信息；PET/CT 的优势是腹部恶性肿瘤的分期和疗效评估。

第一节　一体化 PET/MR 腹部扫描流程

一体化 PET/MR 腹部扫描包括全身扫描和腹部局部扫描两部分。

一、全身扫描

见第三章第三节"一体化 PET/MR 全身扫描方案"。

二、腹部 PET/MR 扫描

上腹部（肝、胆、脾、胰）检查需要空腹，为减少呼吸运动伪影，必须使用呼吸门控，扫描前训练患者做平静有规律的腹式呼吸，特别是老年和儿童。确定腹部扫描位置、范围后，进行一体化腹部 PET/MR 局部扫描，具体扫描方案见表 6-1-1。腹部 MR 扫描冠状位 T2、横

表 6-1-1　一体化 PET/MR 腹部扫描方案

	序列	内容
定位	3-pl Loc	三平面定位
	PET Task	PET、MRI 同步扫描
衰减校正	MRAC	基于 MRI 的衰减校正
常规序列	RTrCor T2 SSSFSE	冠状位 T2（呼吸门控）
	RTr Ax fs T2 Propeller	横轴位压脂 T2 Propeller（呼吸门控）
	RTr Ax DWI	横轴位扩散加权成像（呼吸门控）
	BH Ax LAVA-Flex Mask	横轴位 LAVA-Flex 蒙片（屏气）
增强序列	BH Ax LAVA-Flex+C	横轴位 LAVA-Flex 动脉期增强（屏气）
	BH Ax LAVA-Flex+C	横轴位 LAVA-Flex 门脉期增强（屏气）
	BH CorLAVA-Flex+C	冠状位 LAVA-Flex 增强（屏气）
	BH Ax LAVA-Flex+C	横轴位 LAVA-Flex 平衡期增强（屏气）
	BH Ax LAVA-Flex+C	横轴位 LAVA-Flex 延迟期增强（屏气）

轴位压脂 T2 Propeller、横轴位 DWI 使用呼吸门控扫描,受检者需要保持腹式呼吸。DWI 受腹部磁敏感伪影的影响较大,因此需要添加局部匀场,频率编码方向为左右,b 值一般为 0,800,也可使用多个 b 值扫描,进行指数分析。LAVA-Flex 蒙片、横轴位 LAVA-Flex 增强、冠状 LAVA-Flex 增强扫描需要屏气。横轴位 LAVA-Flex 增强为四期动态扫描,静脉注射对比剂 15s 至 20s 之间进行屏气后动脉期扫描,之后再次屏气扫描门脉期。动脉期、门静脉期 40s 内扫描结束,然后扫描屏气冠位,注射对比剂后的 150s 扫描平衡期,240s 扫描延迟期。

第二节 一体化 PET/MR 在腹部肿瘤的应用

常见腹部肿瘤有肝恶性肿瘤、胆囊癌、胰腺肿瘤、胃肠道肿瘤等,影像学检查方法包括 B 超、CT、MRI 和 PET/CT。CT 检查快速、无创,能够清晰地显示肿瘤的病灶大小、形态、部位、数目、边缘,判断肿瘤是否合并出血、坏死、肿瘤的浸润性;增强扫描可以显示肿瘤的血供,显示血管内癌栓。MRI 软组织分辨率高,对比剂较 CT 安全可靠;PET/CT 检查对于腹部恶性肿瘤的分期以及疗效评估有重要作用。一体化 PET/MR 将 MRI 与 PET 结合,较单独的 MRI 或 PET/CT 能够提供更多的诊疗信息,较 PET/CT 图像配准更好,对腹部肿瘤的诊断更有价值。

一、肝脏恶性肿瘤

1. 原发性肝癌 原发性肝癌是常见的腹部原发肿瘤,是我国第二位的肿瘤相关致死原因。原发性肝癌主要有三种组织学类型,即肝细胞癌、胆管细胞癌和混合型肝癌,其中以原发性肝细胞癌最多见,病理分为巨块型(肿瘤直径≥5cm,可为单块、多块或融合型)、结节型(癌结节直径 <5cm,可为单结节、多结节或融合结节)和弥漫型(癌结节小,弥漫分布)。小肝癌指单个癌结节最大直径≤3cm 或多个癌结节数目≤2 个,最大直径总和 <3cm。肝癌的 TNM 分期见表 6-2-1。

表 6-2-1 肝癌 TNM 分期(UICC/AJCC,第七版)

原发肿瘤(T)	
Tx	原发肿瘤不能测定
T0	无原发肿瘤证据
T1	孤立肿瘤没有血管受侵
T2	孤立肿瘤,有血管受侵或多发肿瘤直径≤5cm
T3a	多发肿瘤直径 >5cm
T3b	孤立肿瘤或多发肿瘤侵及门静脉或肝静脉主要分支
T4	肿瘤直接侵及周围组织,或导致胆囊、脏器穿孔
区域淋巴结(N)	
Nx	区域淋巴结无法测定
N0	无淋巴结转移
N1	区域淋巴结转移
远处转移(M)	
Mx	远处转移不能测定
M0	无远处转移
M1	有远处转移

（1）PET/CT 在原发性肝癌的应用：PET/CT 已成为原发性肝癌早期诊断、分期、预后及疗效评价方面的重要手段。^{18}F-FDG 诊断肝细胞癌的敏感性与肿瘤的分化程度呈反比，肿瘤分化越低，癌细胞内葡萄糖 –6– 磷酸酶的活性降低，^{18}F-FDG-PET 表现为高代谢；而高分化肝细胞癌细胞内葡萄糖 –6– 磷酸酶活性相对较高，细胞对 ^{18}F-FDG 的"代谢性滞留"较低，PET 表现为与正常肝实质放射性分布相同或低于肝脏放射性分布，容易出现假阴性，假阴性率可以高达 40%~50%，延迟显像可以提高检出率[1]。^{18}F-FDG PET 对肝癌的检测与肿瘤大小有关，直径≤5cm 的肿瘤检出率仅为 25%，≥5cm 肿瘤则为 100%[2]。^{18}F-FDG PET/CT 是评估肝移植术后肿瘤复发危险性的预测手段，阳性结果预示肿瘤复发的可能性很高，肿瘤 SUV/ 肝脏正常组织 SUV 以 1.15 为临界值，可以作为肿瘤复发的预测指标，^{18}F-FDG 摄取越低，预后越佳[3,4]。

由于 ^{18}F-FDG 诊断高分化肝细胞癌的敏感性较低，新型示踪剂的研究成为热点。^{11}C-acetate 和 ^{18}F-FDG 联合能够提高肝细胞癌的诊断，高分化肝细胞癌 ^{18}F-FDG 表现为低摄取，而 ^{11}C-acetate 表现为高摄取，敏感性高达 83%，但对直径 <1~2cm 小肝癌检出能力仍有限[5,6]。^{11}C-acetate PET 检查延迟显像有助于鉴别肝癌和局灶性结节性增生，肝癌延迟显像高于早期显像，而局灶性结节性增生则相反[7]。此外，^{11}C-choline PET/CT 发现肝癌优于 ^{18}F-FDG PET/CT，尤其是中分化肝癌，能够帮助 25% 患者改变治疗方案[8,9]。

（2）MRI 在原发性肝癌的应用：原发性肝癌 T1WI 以低信号为主，因为出血、坏死而信号不均，可见假包膜。T2WI 上多为均匀或不均匀的高信号，显示病灶内部的分隔较 T1WI 清晰，病灶的检出率高于 T1WI。MRI 平扫除显示肝癌病灶外，还可以观察肿瘤对血管侵犯，门静脉及其分支的癌栓最常见，门静脉内流空信号消失。增强扫描大多数原发性肝癌在动脉期明显强化，部分可见供血动脉；门脉期病灶强化程度明显下降，显示血管侵犯、门静脉癌栓较好，门静脉癌栓一般不强化；延迟期病灶为低信号或等信号。DWI 对小肝癌及微小肝癌的检出率很高，通常表现为扩散受限的高信号，ADC 值有助于与肝硬化结节进行鉴别。

DCE 可用于原发性肝癌的诊断及预后评估，通过拟合动态数据评价病灶的血流动力学改变。肝癌的动态强化大多表现为速升速降型、速升缓降型、缓慢上升型和轻微强化型四种模式。DCE 对小肝癌的检出率可达 95% 以上，对包膜的显示明显优于常规强化扫描，K^{trans} 参数可独立预测治疗反应及生存期[10]。PWI 显示肿瘤组织的血流灌注情况，较 DCE 更精确地评价肝癌组织的血流动力学。原发性肝癌主要由肝动脉供血，常表现为高动脉灌注、低门脉灌注，恶性程度越高，这种差异越显著。由于肝脏供血复杂，且 MRI 信号强度与对比剂浓度呈非线性关系，因此定量分析困难，通常用肝脏灌注指数（hepatic perfusion index，HPI）、肝动脉灌注量（hepatic arterial perfusion，HAP）、门静脉灌注量（portal venous perfusion，PVP）、全肝灌注量（total liver perfusion，TLP）等指标评价灌注水平，病灶中心 HAP、HPI 较边缘高，而病灶边缘 PVP 较高，根据病灶边缘的灌注参数可以评估肿瘤的生长特性和侵犯程度，帮助临床选择治疗方案。

（3）一体化 PET/MR 在原发性肝癌的应用：MRI 的软组织对比度优于 CT，发现直径 <2cm 的原发肝脏肿瘤方面敏感性明显提高，而且 DWI 能显示亚厘米级别的肝细胞癌病灶，所以一体化 PET/MR 有望在原发性肝癌病灶的发现方面发挥重要作用（图 6-2-1）。Jiang 等[11]利用 ^{18}F-FDG PET/CT 对 65 例肝内胆管细胞癌患者进行检查，其中 45 例结合腹部 MRI 扫描，结果发现，PET/CT 和 MRI 在诊断局部淋巴结转移的敏感性、特异性和准确率分

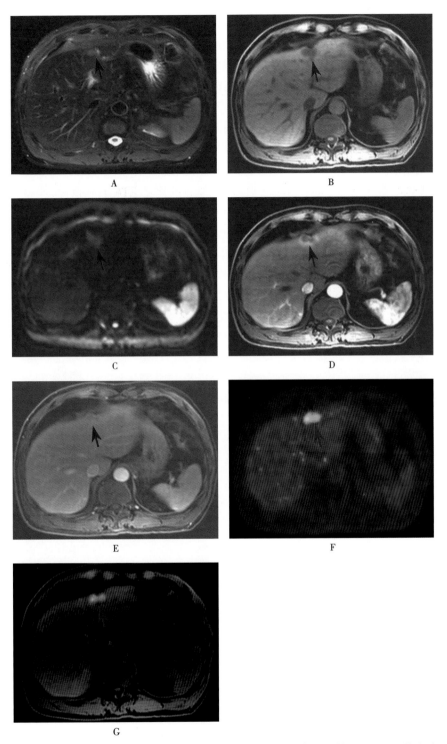

图 6-2-1　患者,男,45 岁,体检发现肝脏占位病变 1 个月余。一体化 PET/MR 检查腹部 MR 图像横轴位 T2WI(A)显示肝镰状韧带旁类圆形不均匀稍高信号,病灶周围未见明确胆管扩张;横轴位 T1WI(B)病变呈等或低信号;横轴位 DWI(C)病变呈高信号;增强扫描动脉期(D)病灶边缘环形强化,其内可见点状强化(红箭头);门脉期(E)病灶边缘强化降低,与周围肝组织强化程度类似;横轴位 PET(F)和 PET/MR 融合图像(G)病灶 ^{18}F-FDG 摄取增高。术后病理为肝内中低分化胆管细胞腺癌

别为 70.0%、91.7%、81.8% 和 50%、83.3%、68.2%；PET/CT 可以使 12.3% 的患者分期上调，3.1% 的患者分期下调；PET/CT 和腹部 MRI 这两种手段结合提高肝内胆管细胞癌的诊断准确率。利用 PET、MRI 融合图像与 PET/CT 的对比，发现前者可以得到更高质量的图像，发现腹部肿瘤病灶、提高病灶检出率方面更有优势[12]。

2. 肝转移瘤　恶性肿瘤发生血源性转移的常见部位为肝脏，肝转移瘤最常来源于胃肠道恶性肿瘤，其中以结直肠最多，通常经门静脉、肝动脉及淋巴途径转移至肝脏，亦有直接侵犯转移。肝转移瘤常表现为多发、散在结节。早期多无临床症状，需要影像学检查判断病灶性质及肝脏受累情况，指导临床制定治疗方案。

（1）PET/CT 在肝转移瘤的应用：肝转移瘤 ^{18}F-FDG PET/CT 显像表现为高摄取，相应 CT 平扫可见肝内低密度灶或显示正常。^{18}F-FDG PET/CT 诊断肝转移瘤的灵敏性、特异性和准确性较高，但炎性假瘤、肝良性腺瘤及肝局灶性结节增生等也可表现为 ^{18}F-FDG 浓聚，PET 空间分辨率较低、部分容积效应也可导致假阴性[13]。PET/CT 可以同时显示肝内和肝外转移灶，对于结直肠癌复发患者肝转移的敏感性、准确率均显著高于 CT，能够改变大约 25% 的结直肠癌患者的治疗方案[14-16]。联合应用 ^{11}C-acetate 和 ^{18}F-FDG PET/CT 显像可明显提高原发性肝癌的肝内转移灶的检出率[17]。Meta 分析结果显示治疗前 ^{18}F-FDG PET/CT 显像表现出高 SUV 值的结直肠癌患者，存在较高的死亡或治疗失败的风险，提示 PET/CT 可以评价结直肠癌肝转移的生存率[18]。另外，也有报道用 ^{18}F-fluorothymidine（FLT）PET 评估乳腺癌或直肠癌肝转移的化疗疗效[19]。另一类容易发生肝转移的肿瘤是神经内分泌肿瘤，其生长缓慢，往往诊断时已经发生了转移。由于肿瘤生长缓慢，代谢低，^{18}F-FDG PET 不是此类肿瘤诊断和分期的最佳手段，^{68}Ga-DOTANOC 对发现神经内分泌肿瘤转移的价值很大[20]。

（2）MRI 在肝转移瘤的应用：MRI 平扫肝转移瘤大多呈圆形、类圆形，信号多种多样，T1WI 上呈稍低信号，T2WI 上呈稍高信号，典型表现为"靶征""牛眼征"，即病灶中心因含水量增加、坏死或伴有出血而呈更长的 T1/T2 信号，病灶周围可见瘤周水肿。DWI 上肝转移瘤的实性部分为稍高信号，坏死或囊变区为低信号，通常与原发肝细胞癌难以鉴别。增强扫描肝转移瘤的强化方式与原发灶有直接关系，大多数肝转移瘤来源于消化道，增强后表现为动脉期、门脉期轻度环形强化或各期均无明显强化，门脉期因与周围明显强化的肝实质形成鲜明对比而易于检出。富血管肝转移瘤通常来源于乳腺癌、肾癌或甲状腺癌，动脉期表现为明显环形强化或均匀片状强化，之后强化程度随强化时间延长而缓慢下降。DCE 的半定量参数（如反映血管内与血管外细胞外间隙对比剂交换速度的速率常数 K_{ep}）可以作为预测肝转移瘤预后、判断肿瘤治疗后反应的指标。研究发现治疗前癌灶的 K_{ep} 值越高，提示病灶对治疗药物的摄取越快、疗效越好；而治疗后癌灶的 K_{ep} 值降低可早期提示治疗有效[21]。

（3）一体化 PET/MR 在肝转移瘤的应用：有无肝脏转移瘤的直接影响治疗方案的选择，因此检测肝脏内是否有转移灶至关重要。PET/MR 图像融合显示结直肠癌肝脏转移瘤优于 CT 或 PET，敏感性达到 88%~89%；化疗后的结直肠癌患者，肝转移瘤病灶的 FDG 摄取降低，导致 PET 检查敏感性降低，而 PET/MR 则优势明显，尤其应用 DWI 和肿瘤特异性对比剂增强扫描[22]。一体化 PET/MR 结合 MRI 动态增强发现消化道肿瘤肝转移优于 CT 增强扫描，对于 <1cm 的肝转移灶，PET/MR 较 PET/CT 有优势[23,24]。结直肠癌患者行 PET/MR 和 PET/CT 检查，然后比较单独 MRI、MRI/DWI、MRI/PET、MRI/DWI/PET 以及 PET/CT 扫

描评估结直肠癌转移的诊断效能,显示 MRI/DWI/PET 发现肝转移准确率高[25-27]。一体化 PET/MR 具有 MRI 显示腹部病灶的优势,结合 PET 的代谢信息,尤其对肝脏小转移灶的显示具有优势,对指导临床治疗具有重要价值(图 6-2-2)。

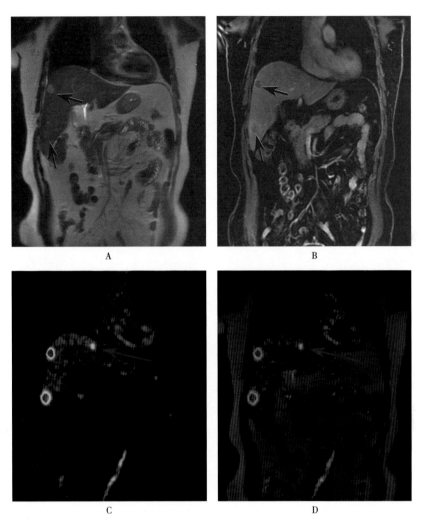

图 6-2-2 患者,男,61 岁,间断性便血 1 个月余,肠镜检查距肛缘 10cm 肿物,表面糜烂,病理为中分化腺癌。一体化 PET/MR 腹部冠状位 T2WI(A)肝内可见两个类圆形稍高信号;增强扫描(B)显示病灶边缘强化(短箭头);冠状位 PET(C)和 PET/MR 融合图像(D)显示肝内有 3 个结节状 18F-FDG 摄取增高病灶,位于肝左叶的病灶最小(长箭头),MRI 未能发现;肝内病灶术后病理为中分化腺癌,考虑直肠癌肝转移

二、胆囊癌

原发性胆囊癌是胆道系统最常见的恶性肿瘤,主要发生在 >50 岁的中老年人,女性为男性的 3 倍多。胆囊癌多发生于胆囊的颈部、底部,可能与胆囊结石及其所伴发的慢性炎症有关。近年来发病率呈上升趋势,由于该病缺乏特征性临床表现,发现时多数已经中晚期,发生邻近脏器受累和远处转移,疗效和预后比较差,5 年生存率 <5%。胆囊癌的 TNM 分期见表 6-2-2。

表 6-2-2　胆囊癌 TNM 分期（UICC/AJCC，第七版）

原发肿瘤（T）

Tx　原发肿瘤无法评价

T0　无原发肿瘤证据

Tis　原位癌：局限于上皮内或侵犯黏膜固有层

T1　肿瘤侵犯固有层或肌层

T2　肿瘤侵犯外膜，未透过浆膜

T3　肿瘤通过浆膜或累及肝脏或一个其他邻近器官受累（胃、十二指肠、结肠、胰腺、网膜、肝外胆管）

T4　肿瘤累及肝动脉、门静脉及两个或以上邻近器官

区域淋巴结（N）

Nx　区域淋巴结无法评价

N0　无区域淋巴结转移

N1　胆囊、肝外胆管、肝动脉、肝门静脉旁淋巴结

N2　腹主动脉旁、下腔静脉旁、肠系膜上血管旁、腹腔干旁淋巴结

远处转移（M）

M0　无远处转移

M1　有远处转移

1. PET/CT 在胆囊癌的应用　胆囊癌在 CT 上表现为胆囊壁局限性或弥漫性不规则增厚，胆囊腔大部分或完全消失，被实性软组织肿块代替，与邻近肝实质分界不清，但是与慢性胆囊炎导致的胆囊壁增厚不易鉴别。由于胆囊癌缺乏早期特异性临床体征与实验室指标，多数患者就诊时已经伴有邻近脏器和组织的侵犯。胆囊癌的 ^{18}F-FDG PET 显像表现为局灶性放射性摄取，边界相对清楚，与胆囊床位置一致；侵犯邻近组织或脏器时，放射性浓聚范围明显超出正常胆囊大小，表现为均匀一致的高代谢，也可表现为中心放射性摄取不均匀；PET/CT 对胆囊癌具有较高的诊断准确率和敏感性[27]。PET 上慢性胆囊炎与胆囊息肉无 FDG 摄取，可以与胆囊癌进行鉴别，但是急性炎症可以表现为高摄取，与早期胆囊癌的鉴别较困难，这种情况下延迟显像有帮助，胆囊炎对 ^{18}F-FDG 的摄取随时间延迟而下降，胆囊癌的 ^{18}F-FDG 摄取则随时间推移而升高。

除了早期诊断与鉴别诊断，PET/CT 更有助于胆囊癌的临床分期及随后治疗方案的选择。^{18}F-FDG PET/CT 可以发现常规影像学检查难以显示的周围组织浸润或远处转移灶，从而改变疾病的临床分期及治疗方案，^{18}F-FDG PET/CT 在诊断胆囊癌原发病灶、淋巴结转移和远处转移的准确率分别为 95.9%、85.7% 和 95.9%，对再分期诊断准确率可高达 100%，通过 PET/CT 可以改变 22.4% 患者的治疗方案[28, 29]。^{18}F-FDG PET/CT 还能够早期发现胆囊癌复发，尤其是患者分期提高的情况下，可避免一些不必要的手术治疗，PET/CT 的分期不同，相应的生存期也有差异，分期越早，生存期越长，预后越好[30, 31]。

2. MRI 在胆囊癌的应用　MRI 平扫胆囊癌分为三种类型：囊壁增厚型（表现为胆囊壁局限性不均匀增厚 >1cm）、腔内型（突入腔内的肿块，呈宽基底与胆囊壁相连）及肿块型（胆囊区不规则肿块，胆囊形态消失）。病灶在 T1WI 上呈稍低、等信号，T2WI 上呈稍高信号，增强后通常明显强化，DCE 显示肿块强化持续时间较长。DWI 可以帮助判断肿瘤的良恶性，恶性病变 ADC 值明显低于良性病变，MRCP 检查胆囊占位表现为低信号的充盈缺损，结合 MRI 平扫，能够显示邻近肝组织、肝内外胆管受侵犯程度以及胆道梗阻情况。

3. 一体化 PET/MR 在胆囊癌的应用　早期诊断和治疗胆囊癌,尤其是手术治疗可以明显改善胆囊癌的预后。一体化 PET/MR 融合 PET 和 MRI 二者的优势,可以提高胆囊癌早期诊断及分期的可靠性。DWI 和 DCE 有助于鉴别胆囊占位性病变的良恶性,结合 PET 的代谢显像,可以明确显示胆囊癌病灶周围的肝组织受累,而且确定淋巴结是否累及和累及范围,有利于精确分期及选择治疗方案(图 6-2-3)。由于胆囊癌的预后较差,发挥一体化 PET/MR 的潜力尽可能早期诊断,并对治疗后反应进行监测,是需要深入研究的方向。

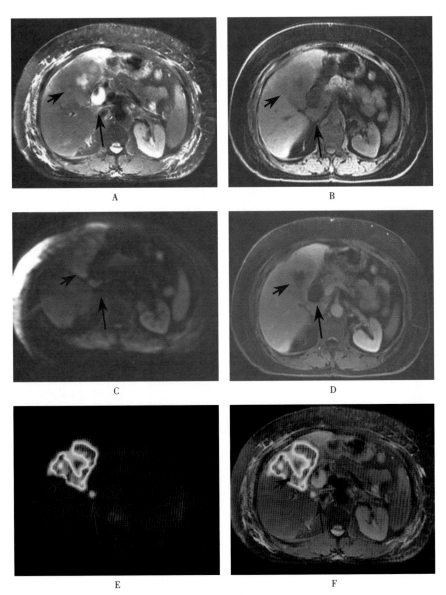

图 6-2-3　患者,女,63 岁,反复上腹痛 2 年,加重伴高热 10 天,B 超提示胆囊窝实性占位。一体化 PET/MR 检查腹部横轴位 T2WI(A)和 T1WI(B)显示胆囊窝异常信号,边缘模糊,与周围肝实质边界不清,信号不均匀,胆总管增宽;横轴位 DWI(C)显示胆囊窝病变呈高信号;增强后(D)胆囊窝病灶不均匀强化,与邻近肝组织境界不清(短箭头);腹部横轴位 PET(E)和 PET/MR 融合图像(F)显示胆囊窝病变 ¹⁸F-FDG 摄取增高,腹膜后淋巴结 ¹⁸F-FDG 高摄取(长箭头)。术后病理为胆囊癌伴肝浸润、腹膜后淋巴结转移

三、胰腺肿瘤

胰腺癌是胰腺外分泌性恶性肿瘤,发病率居消化系统恶性肿瘤的第五位。胰腺癌的主要治疗手段是手术切除,由于胰腺癌的临床表现多样,生长较快,侵袭性强,缺乏有效的早期诊断方法,确诊时往往已经发生转移,仅约 20% 患者有手术机会,预后差。目前临床上常用的影像学诊断方法包括超声、CT、MRI 和 PET/CT 等,用于胰腺癌的早期诊断、分期、治疗计划的制定以及疗效监测。胰腺癌的 TNM 分期见表 6-2-3。

表 6-2-3 胰腺癌 TNM 分期(UICC/AJCC,第七版)

原发肿瘤(T)	
Tx	原发肿瘤无法评价
T0	无原发肿瘤证据
Tis	原位癌
T1	肿瘤局限于胰腺,最大径≤2cm
T2	肿瘤局限于胰腺,最大径 >2cm
T3	肿瘤扩展至胰腺外,但未累及腹腔动脉和肠系膜上动脉
T4	肿瘤侵犯腹腔动脉和肠系膜上动脉
区域淋巴结(N)	
Nx	区域淋巴结无法评价
N0	无区域淋巴结转移
N1	区域淋巴结转移
远处转移(M)	
Mx	远处转移无法评价
M0	无远处转移
M1	远处转移

1. PET/CT 在胰腺肿瘤的应用 ^{18}F-FDG PET 检查正常胰腺组织生理性低代谢,而肿瘤组织 ^{18}F-FDG 摄取增高,所以 PET/CT 适用于胰腺癌的诊断,对可疑胰腺癌的诊断准确率达 86%,延迟显像有助于鉴别胰腺占位的良恶性[32-34]。胰腺癌 ^{18}F-FDG PET 检查诊断原发病灶、淋巴结转移和肝转移的敏感性分别为 91%、64% 和 67%,特异性分别为 81%、81% 和 96%,提示 PET 对于胰腺癌分期的优势不明显[35,36]。在肿瘤的疗效监测方面,^{18}F-FDG PET 显像根据肿瘤组织对 FDG 摄取的变化,在肿瘤体积没有发生显著变化时,通过病灶前后 SUV 值的变化即可早期、有效地判断治疗效果,而且可以对肿瘤指标(CA199)升高,但 CT 检查正常或病灶不明确的患者是否有肿瘤复发进行评估[37]。随着示踪剂的研发,^{11}C- 缬氨酸和 ^{11}C- 色氨酸能快速被肿瘤病灶摄取,而且能够快速清除,有助于高胰腺癌的诊断。

胰腺的神经内分泌肿瘤很少见,大约占胰腺肿瘤的 1%~2%,由于肿瘤生长缓慢,代谢率较低,临床通常无明显症状,大多数肿瘤晚期才能明确诊断。^{18}F-FDOPA PET/CT 是能够发现神经内分泌肿瘤,此外,^{68}Ga-DOTATOC、^{11}C-5-HTP 等是诊断胰腺神经内分泌肿瘤的新型示踪剂[38]。胰腺外分泌和内分泌肿瘤的代谢类与受体和靶向类正电子示踪剂见表 6-2-4。

表 6-2-4 胰腺肿瘤常用的正电子示踪剂

	外分泌肿瘤	内分泌肿瘤
代谢类	^{18}F-FDG、^{18}F-FACBC ^{11}C- 蛋氨酸、^{11}C- 缬氨酸 ^{11}C- 色氨酸	^{11}C-DOPA
受体和靶向类	^{68}Ga-3PRGD2、^{99m}Tc-3PRGD2 ^{18}F-3PRGD2	^{68}Ga-EXENDIN4 ^{68}Ga- 奥曲肽、^{99m}Tc- 奥曲肽 ^{18}F- 奥曲肽 ^{11}C-HTP（5- 羟色胺）

2. MRI 在胰腺肿瘤的应用 胰腺肿瘤的 MRI 表现分为直接征象（肿块信号）、间接征象（肿块远端的胰管扩张、胰腺萎缩等）。平扫表现为胰腺局部肿大、肿块与周围正常胰腺组织分界不清，也可以表现为胰腺弥漫性肿大，病灶内部可出现坏死、液化，T1WI 上常为稍低、等信号，T2WI 上为不均匀高信号；病灶向周围侵犯时，表现为胰腺周围脂肪层模糊或消失，周围血管被肿瘤包绕，血管形态不规则、僵硬，管腔不显影或形成癌栓，常侵犯肠系膜上动静脉、门静脉及下腔静脉。胰腺神经内分泌肿瘤如胰岛细胞肿瘤通常 T2WI 上为高信号，较少引起胰管阻塞。MRCP 能够显示胰胆管改变，如胰头癌侵犯、阻塞胆总管和主胰管导致远端管腔扩张，形成"双管征"。DWI 可显示胰腺肿瘤的水分子扩散受限程度，对恶性肿瘤的敏感性及特异性高达 95% 以上，研究认为 b 值越高，敏感性及特异性越好[39]，由于胰腺癌为乏血供肿瘤，增强扫描病灶强化程度通常低于正常胰腺组织；而神经内分泌肿瘤早期明显强化，有助于鉴别诊断。DCE 可以显示肿瘤内部的细微结构及其向外侵犯程度，尤其对胰腺癌发生肝脏或其他腹腔脏器转移灶的敏感性很高。增强 MRI 可以清晰显示血管形态，判断肿瘤与邻近血管的关系，对手术选择有重要意义。IDEAL IQ 序列能够显示病灶组织的脂肪含量，胰腺癌组织的脂肪含量较低，而胰腺内分泌肿瘤的脂肪含量增高，通过测量病灶组织的脂肪含量也可以帮助鉴别肿瘤类型。

3. 一体化 PET/MR 在胰腺肿瘤的应用 PET 与 MRI 信息相结合不仅能够早期发现病灶，而且对于病灶良恶性的鉴别更加准确，能提高胰腺癌诊断的准确性。高 b 值的 DWI 对发现病灶更加敏感，结合 PET 的功能代谢显像，PET/MR 对于发现胰腺癌向邻近腹部脏器的转移、淋巴结转移具有较高的敏感性与特异性，从而为临床治疗方案的制定提供精准的分期（表 6-2-4，图 6-2-4）。Xin 等[12]对 45 例腹部肿瘤患者（其中 4 例胰腺癌）的研究，发现 PET/MR 不仅可以获得高质量图像，而且能够明显提高胰腺癌病灶、淋巴结转移和肝转移等的检出率。Beiderwellen 等[40]使用 ^{68}Ga-DOTANOC PET/MR 研究胰腺内分泌肿瘤，结果发现 PET/CT 和 PET/MR 都可以发现所有的恶性病灶，两种方法测量的病灶 SUV$_{max}$ 有很高的相关性，表明开发特异性示踪剂的重要性。

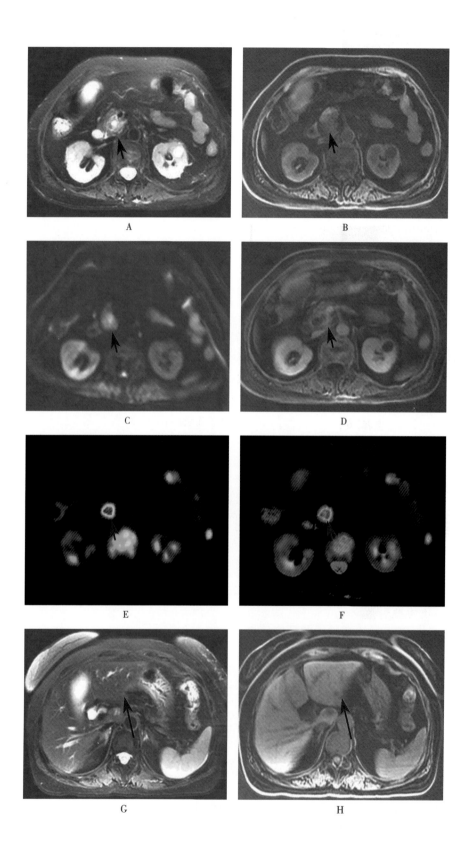

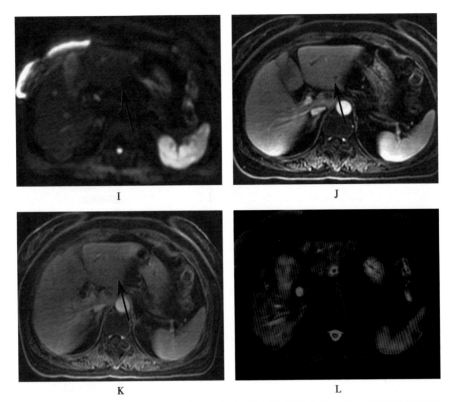

图 6-2-4 患者,女,75 岁,上腹痛 10 天,发现皮肤巩膜黄染 5 天,腹部 CT 提示胰头占位,胆总管增宽。一体化 PET/MR 检查腹部 MRI 横轴位 T2WI(A)显示胰头钩突区不规则团块状高信号;T1WI(B)上病变呈等或低信号;DWI(C)上病变呈高信号;增强后(D)病灶周边轻度强化;横轴位 PET(E)和 PET/MR 融合图像(F)显示病灶 ^{18}F-FDG 摄取增高(短箭头);其他层面腹部 MRI 横轴位 T2WI(G)上肝左叶包膜下见小结节状异常信号,呈中间高信号周围等信号;T1WI(H)上呈低信号;DWI(I)上呈高信号;增强后(J、K)病灶边缘轻度环形强化(长箭头);横轴位 PET/MR 融合图像(L)显示该病灶 ^{18}F-FDG 摄取增高(长箭头)。术后病理为胰头癌伴肝转移

四、胃肠道肿瘤

1. 胃癌 胃癌起源于胃黏膜上皮的恶性肿瘤,发病率居男性恶性肿瘤第二位,在女性居第四位。早期胃癌 70% 无症状,随病情进展,可出现上腹部不适、反酸、嗳气等非特异性症状;而进展期表现为上腹疼痛、进行性食欲减退和消瘦、呕血和黑便等。胃癌可发生于胃的任何部位,以胃窦幽门区最多见,病理上分为蕈伞型、浸润型、溃疡型、混合型四类,组织分化有腺癌、黏液癌、低分化癌和未分化癌。胃癌的 TNM 分期见表 6-2-5。

(1)PET/CT 在胃癌的应用:^{18}F-FDG PET/CT 显示正常胃壁有生理性 ^{18}F-FDG 摄取,胃黏膜炎症也可以有 ^{18}F-FDG 的聚集,导致假阳性。为了减少胃黏膜非特异性摄取,一般检查前要求患者饮水使胃扩张,或者通过延迟显像的方法进行鉴别。临床上 ^{18}F-FDG PET/CT 显像可以根据 CT 显示的胃壁是否增厚、僵硬,鉴别一部分生理性摄取和病变摄取;也可以根据 PET 上发现的胃壁局限高摄取,在 CT 图像上明确该处胃壁是否僵硬、增厚,通过两种

表 6-2-5　胃癌 TNM 分期（UICC/AJCC，第七版）

原发肿瘤（T）

Tx　原发肿瘤无法评价

T0　无原发肿瘤证据

Tis　原位癌：局限于上皮内或侵犯黏膜固有层

T1　肿瘤局限于黏膜或黏膜下层

T2　肿瘤浸润超过黏膜下层，但局限于固有肌层

T3　肿瘤浸润超过固有肌层，但局限于浆膜下组织

T4a　肿瘤侵犯浆膜（脏腹膜）

T4b　肿瘤侵犯邻近组织结构

区域淋巴结（N）

Nx　区域淋巴结无法评价

N0　无区域淋巴结转移

N1　区域淋巴结转移 1~2 个

N2　区域淋巴结转移 3~6 个

N3a　区域淋巴结转移 7~15 个

N3b　区域淋巴结转移 16 个以上

远处转移（M）

M0　无远处转移

M1　有远处转移

成像手段的相互印证，减少假阳性，提高胃癌的诊断准确性。原发性胃癌的 FDG 摄取的 SUV_{max} 与肿瘤大小、肿瘤侵犯程度显著相关，肿瘤对胃壁浸润程度越深，SUV_{max} 越高[41]。^{18}F-FDG PET/CT 不适用于胃癌的早期诊断，一方面因为分辨率较差导致的假阴性，另一方面，黏液腺癌和印戒细胞癌呈低代谢甚至不摄取 ^{18}F-FDG，也可以出现假阴性。胃癌术前分期中，CT 检查对胃癌淋巴结转移的准确性不高，^{18}F-FDG PET/CT 显像寻找胃癌远处转移病灶非常有效，与传统方法比较具有更高的准确性[42]，PET/CT 发现最常见的胃癌转移为腹主动脉旁淋巴结及腹膜后淋巴结，其余依次为纵隔、肝及肺，盆腔少见。^{18}F-FDG PET/CT 可以检出 CT 漏诊的较小的胃癌转移灶，所以对于进展期胃癌患者，有必要进行 ^{18}F-FDG PET/CT 显像进行术前分期（表 6-2-5）。^{18}F-FDG PET 显像对于胃癌化疗效果的监测和评价具有优势，根据化疗前后肿瘤组织摄取 ^{18}F-FDG 的变化，在病灶形态发生改变前检测出病灶对治疗的反应，为早期临床治疗效果的评价提供客观依据，这样对于化疗敏感的患者可以进一步治疗，对于化疗不敏感的患者及时调整治疗方案。有关胃癌手术后复发的 ^{18}F-FDG PET/CT 报道较少，其临床价值尚有争议。由于肿瘤细胞摄取 FDG 而瘢痕组织无明显 FDG 高摄取，从而能够对肿瘤复发进行准确判断[43]。临床高度怀疑胃癌复发、转移的患者，尤其是 CT 检查阴性时应考虑行 PET 全身显像，以早期明确诊断。

（2）MRI 在胃癌的临床应用：胃癌的 MRI 检查可以显示进展期胃癌病灶对胃壁的侵犯程度和范围，通过大范围成像观察淋巴结转移及远处转移情况。评价胃癌 TNM 分期

的 MRI 序列有常规序列、DWI 和 DCE。早期胃癌表现为局限性胃壁增厚或不增厚,MRI 诊断价值有限。进展期胃癌 MRI 表现为胃壁不规则增厚、软组织肿块及胃腔变形、不规则狭窄,T1WI 上病灶呈低信号或等信号,T2WI 上呈中、高信号,DWI 上呈高信号。肿瘤可向腔内或者腔外生长,形成软组织肿块伴邻近胃壁增厚;溃疡型胃癌在增厚的胃壁内发现不规则裂隙状凹陷,T2WI 表现为高信号的"龛影";浸润型胃癌表现为胃壁不规则、增厚,T1WI 和 T2WI 均呈低信号,可能与肿瘤的纤维成分较多有关。快速动态增强扫描,显示病灶呈渐进性持续强化。

MRI 对胃癌的术前 TNM 分期有重要意义。T 分期中,早期胃癌 T1 期的病理表现为肿瘤侵犯黏膜层及黏膜下层,黏膜层局限性明显强化,相应的黏膜下层低信号区完整,但病灶检出率较低;T2 期(肿瘤侵犯固有肌层)病灶表现为肿瘤局灶或弥漫浸润胃壁全层,胃壁的边界(浆膜层)或胃周脂肪间信号带尚光整;T3 期(肿瘤穿透浆膜下层结缔组织,但未侵犯脏腹膜或邻近结构)病灶,表现为肿瘤浸润胃壁全层,且胃壁边界或胃周脂肪间低信号呈网格状、不规则或中断;T4 期(肿瘤侵犯脏腹膜及邻近结构)病灶表现为明显强化,邻近脏器间脂肪层模糊、消失或胃周低信号带中断,与邻近脏器相连。N 分期,MRI 显示肿大的淋巴结数目及位置,T1WI/T2WI 呈相对低信号,增强多呈环形强化。M 分期,胃癌肝转移病灶 DWI 为高信号,门脉期可见环形强化;腹膜种植转移表现为局部腹膜增厚、融合成饼状,DWI 呈高信号;增强后明显强化,腹腔、盆腔内可见长 T1 长 T2 的积液信号。

另外,MRI 显示胃癌术后残胃的形态改变、胃壁增厚程度、有无局部肿块等征象,从而判断是否胃癌术后复发,但由于残胃扩张不良或吻合口的金属异物,残胃吻合口显示不佳。胃癌复发灶 T1WI 为等或稍低信号,T2WI 为高信号,并呈渐进性强化的特点,局部胃壁中断,胃腔形态改变。MRI 还可显示复发癌对邻近器官的侵犯及复发癌淋巴结转移、远处转移的情况。

(3)一体化 PET/MR 在胃癌的应用:目前应用一体化 PET/MR 对胃癌的研究报道很少,仅有一项研究比较 ^{18}F-FDG PET/MR 与 CT 对胃癌术前分期及其可切除性的评估,结果发现 T 分期和 N 分期二者的诊断准确性无显著差异,但 ^{18}F-FDG PET/MR 能够明显提高 M 分期的诊断准确性;另外,[18]F-FDG PET/MR 评估胃癌可切除性的准确性(92.9%)也明显高于 CT(76.2%)[44]。一体化 PET/MR 一次成像即可解决胃癌的诊断以及 TNM 分期,在临床治疗方案的制定、疗效监测及随访等方面,可以明显提高检查的效率和准确率,从而改善患者预后(图 6-2-5)。

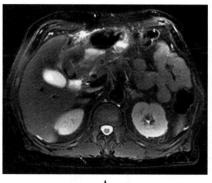

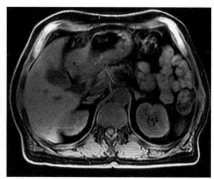

A   B

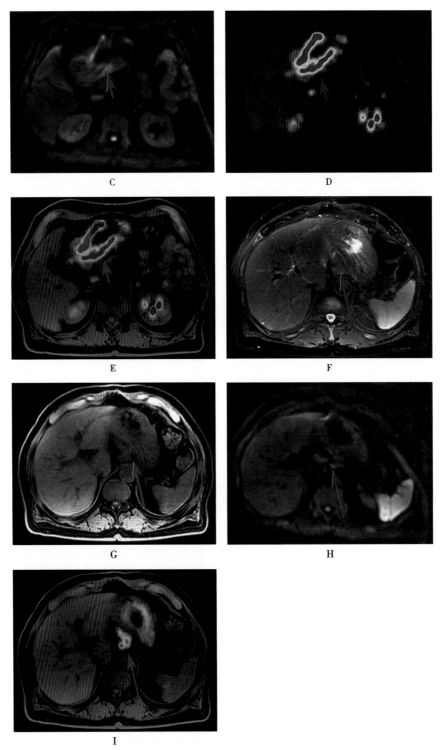

图 6-2-5 患者,男,66 岁,腹痛及腹胀 2 个月余,近 1 个月进食减少,胃镜提示胃癌。一体化 PET/MR 检查腹部 MRI 横轴位 T2WI(A)显示胃体大小弯壁增厚,大弯可见肿块,呈等、稍高信号,周围脂肪间隙存在;T1WI(B)上病变呈等、稍低信号;DWI(C)上病变呈高信号,累及胃壁全层;横轴位 PET(D)和 PET/MR 融合图像(E)显示胃体区 ¹⁸F-FDG 摄取增高;同一患者的其他层面,腹部 MRI 横轴位 T2WI(F)显示胃小弯侧多发肿大淋巴结,呈稍高信号;T1WI(G)上呈等信号;DWI(H)上呈高信号;横轴位 PET/MR 融合图像(I)显示淋巴结 ¹⁸F-FDG 摄取增高(长箭头)。术后病理为胃癌伴小弯侧淋巴结转移

2. 结直肠癌 结直肠癌是严重危害人类生命健康的恶性肿瘤之一,欧美国家的发病率居第 3 位,死亡率居第 2 位。结直肠癌治疗效果不理想,术后复发率高达 30%~50%,主要原因是诊断时大多已经发生转移,早期发现以及准确的术前分期对于优化治疗方案以及改善患者的预后有显著意义。结直肠癌的 TNM 分期见表 6-2-6。

表 6-2-6 结直肠癌 TNM 分期(UICC/AJCC,第七版)

原发肿瘤(T)

Tx	原发肿瘤无法评价
T0	无原发肿瘤证据
Tis	原位癌:局限于上皮内或侵犯黏膜固有层
T1	肿瘤侵犯黏膜下层
T2	肿瘤侵犯固有肌层
T3	肿瘤穿透固有肌层到达浆膜下层,或侵犯无腹膜覆盖的结直肠旁组织
T4a	肿瘤穿透腹膜脏层
T4b	肿瘤直接侵犯或粘连于其他器官或结构

区域淋巴结(N)

Nx	区域淋巴结无法评价
N0	无区域淋巴结转移
N1	有 1~3 枚区域淋巴结转移
N1a	有 1 枚区域淋巴结转移
N1b	有 2~3 枚区域淋巴结转移
N1c	浆膜下、肠系膜、无腹膜覆盖结肠 / 直肠周围组织内有肿瘤种植(TD, tumor deposit),无区域淋巴结转移
N2	有 4 枚以上区域淋巴结转移
N2a	有 4~6 枚区域淋巴结转移
N2b	有 7 枚及更多区域淋巴结转移

远处转移(M)

M0	无远处转移
M1	有远处转移
M1a	远处转移局限于单个器官或部位(如肝、肺、卵巢、非区域淋巴结)
M1b	远处转移分布于一个以上的器官 / 部位或腹膜转移

(1) PET/CT 在结直肠癌的应用:PET/CT 很少用于结直肠癌原发灶的诊断和鉴别诊断,主要是因为 PET/CT 的分辨率低,对直径 <10mm 病变的诊断阳性率较低,对评价原发性结直肠癌肠壁浸润程度的准确性不足;^{18}F-FDG 低摄取的肿瘤如黏液腺癌,可以出现假阴性;炎性病变及生理性摄取可导致假阳性。^{18}F-FDG PET/CT 对结直肠癌淋巴结转移的敏感性和特异性分别为 42.9% 和 87.9%,目前尚未明确是否作为确定淋巴结受累的常规临床检查,但 PET/CT 对于结直肠癌的肝转移和肝外转移非常有价值,肝转移的敏感度为 90%,肝外转移漏诊率仅 11%,明显优于超声和 CT 检查,PET/CT 使 33.1% 患者的分期上调,24.8% 患者的

分期下调,对于选择治疗方案具有重要影响[45-48]。

　　PET/CT 的最重要应用是评估疗效,尤其是对新辅助放化疗的疗效评价。新辅助放化疗是结直肠癌晚期患者降期治疗的常规治疗,大约 15%~27% 患者实现病理完全缓解(pCR),晚期结直肠癌新辅助放化疗的早期疗效评价中,PET/CT 预测敏感性和特异性分别达到 79% 和 78%,提示具有良好的早期预测能力[49,50]。结直肠治疗后仍有部分患者复发,早期发现及时治疗能够提高患者的生存率。结直肠癌局部复发主要由于局部微小浸润灶未能彻底清除,与放疗野未达到足够剂量或肿瘤不在照射野内有关,精确的判断肿瘤体积能防止遗漏病灶,最大程度保护非肿瘤区域,PET/CT 不仅有助于制订放疗计划靶区,而且可以评估肿瘤复发[51,52]。

　　(2)MRI 在结直肠癌的应用:MRI 可以检测结直肠癌的位置、大小、对周围结构的浸润程度、直肠周围筋膜及淋巴结的受累情况,对直肠癌术前精准 TNM 分期诊断有重要意义,目前已成为直肠癌的首选检查方法。T2WI 可以清晰地显示直肠壁结构,正常直肠壁内层的高信号代表黏膜层及黏膜下层,中间低信号代表肌层,外部高信号代表直肠周围脂肪层,外周可见菲薄、呈低信号的直肠周围筋膜。结直肠癌病灶通常表现为向肠腔内突出或表面呈溃疡型的肿块,边缘可分叶,T2WI 上为低、中混杂的不均匀信号。T1 期病灶局限于黏膜下层,病灶下方低信号的肌层完整;T2 期可见肌层低信号不规则增厚、信号不均,但外周高信号脂肪层结构仍清晰;T3 期邻近脂肪组织内可出现不规则异常信号,最外层直肠周围筋膜可增厚,但外缘清晰;T4 期则意味着癌肿累及直肠周围组织(精囊、子宫、卵巢等)。

　　明确直肠癌术前精准的 TNM 分期,可以使用直肠腔内线圈、高分辨 T2WI、DWI 及 DCE。直肠腔内线圈诊断直肠癌 T 分期与病理符合率高,但由于视野有限、患者耐受差等缺点,尚未临床普及。高矩阵、小 FOV、薄层厚(3~4mm)的高分辨 T2WI 能够清晰地显示肠壁的浸润深度,准确判断 T 分期,脂肪抑制可显示肿瘤周围脂肪扩散的情况,观察直肠系膜、腹膜反折等肠周组织结构,进而指导全直肠系膜切除术(total mesorectal excision,TME)的术前评估,判断 TME 术后环周切缘(circumferential resection margin,CRM)的阳性率、评价手术效果。高分辨 MRI 可显示病灶周围的淋巴结情况,通过观察形态及信号特征判断直肠癌的 N 分期。

　　DWI 及 ADC 可以判断直肠癌的组织学特性、协助 TNM 分期,预测病灶的术前放化疗疗效,指导手术方式的选择。DWI 推荐 b 值为 1000s/mm^2,病灶因扩散受限而呈明显高信号、ADC 值降低,ADC 值与肿瘤病理恶性程度呈负相关,即肿瘤分化程度越低,ADC 值下降越明显。DWI 的最大优势是评价放化疗的有效性,ADC 值的变化早于肿瘤体积,治疗前 ADC 值低而治疗后 ADC 值增高的病灶,提示放化疗应答好[53]。体素内不相干运动(intravoxel incoherent motion,IVIM)采用多 b 值成像,可以区分水分子扩散和微循环灌注信息,从而消除灌注因素的影响,较传统 DWI 更精准地评估病灶的扩散水平[54]。增强检查不能提高直肠癌分期的准确性,但采用 DCE 可以评价肿瘤组织的供血情况,预测新辅助放化疗的效果。Tong 等[55]报道直肠癌的新辅助化疗前,转运常数 K^{trans} 可以作为评价完全或不完全肿瘤应答的重要指标,敏感度达 100%。

　　(3)一体化 PET/MR 在结直肠癌的应用:由于 MRI 具有软组织对比度好的优势,PET/MR 比 PET/CT 在结直肠癌诊断方面具有更高的准确性(图 6-2-6)。Kam 等[56]将 MRI 和 PET 图像进行融合评价直肠癌的分期,23 例直肠癌患者分别行腹部 CT、盆腔 MRI 和全身 PET,结果发现在评估淋巴结转移方面,PET/MR 融合图像更有价值。Paspulati 等[57]比较 PET/MR 和 PET/CT 在结直肠癌的诊断准确性,研究包括 12 例患者,2 例需要初始分期,10

例需要再分期,结果发现 PET/MR 比 PET/CT 提供更加详细的 T 分期;对于 N 分期和 M 分期以及再分期,PET/CT 和 PET/MR 的阳性率分别为 71% 和 86%,而真阴性率二者一致(均为 100%)。在结直肠癌转移方面,Brendle 等[58]评价 15 例发生转移的结直肠癌患者的 180 个病灶(其中 110 个恶性),分别用 MRI、MRI/DWI、MRI/PET、MRI/DWI/PET 和 PET/CT 进行评估,MRI/DWI/PET 对原发灶的诊断准确率最高,并且很好地显示了肝脏的转移灶。

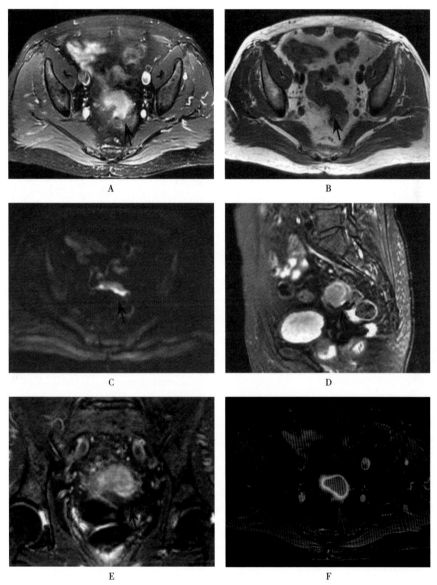

图 6-2-6　患者,男,61 岁,肠镜确诊直肠癌 1 周。一体化 PET/MR 检查盆腔 MRI 横轴位 T2WI(A)显示直肠中段肿块、局部肠腔狭窄(箭头),病变呈高信号;横轴位 T1WI(B)病变呈等信号;横轴位 DWI(C)病变呈高信号(箭头),矢状位和冠状位 T2WI(D、E)病变呈高信号;PET/MR 融合图像(F)显示病变 ¹⁸F-FDG 摄取增高

（齐志刚　卢　洁　赵国光）

参 考 文 献

1. Paudyal B, Paudyal P, Oriuchi N, et al. Clinical implication of glucose transport and metabolism evaluated by 18F-FDG PET in hepatocellular carcinoma. Int J Oncol, 2008, 33 (33): 1047-1054.

2. Wolfort RM, Papillion PW, Turnage RH, et al. Role of FDG-PET in the evaluation and staging of hepatocellular carcinoma with comparison of tumor size, AFP level, and histologic grade. Int Surg, 2010, 95 (1): 67-75

3. Yang SH, Suh KS, Lee HW, et al. The role of (18) F-FDG-PET imaging for the selection of liver transplantation candidates among hepatocellular carcinoma patients. Liver Transpl, 2006, 12 (11): 1655-1660.

4. Detry O, Govaerts L, Deroover A, et al. Prognostic value of 18F-FDG PET/CT in liver transplantation for hepatocarcinoma. World J Gastroenterol, 2015, 21 (10): 3049-3054.

5. Hwang KH, Choi DJ, Lee SY, et al. Evaluation of patients with hepatocellular carcinomas using [11C] acetate and [18F] FDG PET/CT: A preliminary study. Appl Radiat Isot, 2009, 67 (7-8): 1195-1198.

6. Park JW, Kim JH, Kim SK, et al. A prospective evaluation of 18F FDG and 11C-acetate PET/CT for detection of primary and metastatic hepatocellular carcinoma. J nucl med, 2008, 49 (12): 1912-1921.

7. Huo L, Wu Z, Zhuang H, et al. Dual time point 11C-acetate PET imaging can potentially distinguish focal nodular hyperplasia from primary hepatocellular carcinoma. Clin Nucl Med, 2009, 34 (12): 874-877.

8. Bertagna F, Bertoli M, Bosio G, et al. Diagnositic role of radiolabelled choline PET or PET/CT in hepatocellular carcinoma: a systematic review and meta-analysis. Hepatol Int, 2014, 8 (4): 493-500.

9. Lopci E, Torzilli G, Poretti D, et al. Diagnostic accuracy of 11C-choline PET/CT in comparison with CT and/or MRI in patients with hepatocellular carcinoma. Eur J Nucl Med Mol Imaging, 2015, 42 (9): 1399-1407.

10. Hsu CY, Shen YC, Yu CW, et al. Dynamic contrast-enhanced magnetic resonance imaging biomarkers predict survival and response in hepatocellular carcinoma patients treated with sorafenib and metronomic tegafur/uracil. J Hepatol, 2011, 55 (4): 858-865.

11. Jiang L, Tan H, Panje CM, et al. Role of 18F-FDG PET/CT imaging in intrahepatic cholangiocarcinoma. Clin Nucl Med, 2016, 41 (1): 1-7.

12. Xin J, Ma Q, Guo Q, et al. Abdominal cancer assessed using PET/MRI compared with PET/CT using a diagnostic MR sequence. Eur J Radiol, 2016, 85 (4): 751-759.

13. 黄钢, 赵军, 刘建军, 等. 客观评价 18F-FDG PET/CT 肿瘤显像误诊现象. 中华核医学杂志, 2007, 27 (3): 129-130.

14. Selzner M. Hany TF, Wildbrett P, et al. Does the novel PET/CT imaging modality impact on the treatment of patients with metastatic colorectal cancer of the liver? Am Surg, 2004, 240 (6): 1027-1034.

15. Odalovic S, Artiko V, Sobic-Saranovic D, et al. The diagnostic performance and added value of（18）F-FDG PET/CT in the detection of liver metastases in recurrent colorectal carcinoma patients. Hell J Nucl Med, 2015, 18 Suppl 1: 81–87.

16. Maffione AM, Lopci E, Bluemel C, et al. Diagnostic accuracy and impact on management of 18F-FDG PET and PET/CT in colorectal liver metastasis: a meta-analysis and systematic review. Eur J Nucl Med Mol Imaging, 2015, 42（1）: 152–163.

17. Ho CL. Chen S. Yeung DW, et al. Dual tracer PET/CT imaging in evaluation of metastatic hepatocellular carcinoma. J Nucl Med, 2007, 48（6）: 902–909.

18. Xia Q, Liu J, Wu C, et al. Prognostic significance of 18FDG PET/CT incolorectal cancer patients with liver metastases: a meta-analysis. Cancer Imaging, 2015, 20, 15（1）: 19.

19. Contractor K, Challapalli A, Tomasi G, et al. Imaging of cellular proliferation in liver metastasis by［18F］fluorothymidine positron emission tomography: effect of therapy. Phys Med Biol, 2012, 57（11）: 3419–3433.

20. Naswa N, Sharma P, Kumar R, et al. Usual and unusual neuroendocrine tumor metastases on（68）Ga-DOTANOC PET/CT: a pictorial review. Clin Nucl Med, 2013, 38（6）: e239–245.

21. Coenegrachts K, Bols A, Haspeslagh M, et al. Prediction and monitoring of treatment effect using T1-weighted dynamic contrast-enhanced magnetic resonance imaging in colorectal liver metastases: potential of whole tumor ROI and selective ROI analysis. Eur J Radiol, 2012, 81（12）: 3870–3876.

22. Lee DH, Lee JM, Hur BY, et al. Colorectal Cancer Liver Metastases: Diagnostic Performance and Prognostic Value of PET/MR Imaging. Radiology, 2016, 280（3）: 782–792.

23. Reiner CS, Stolzmann P, Husmann L, et al. Protocol requirements and diagnostic value of PET/MR imaging for liver metastasis detection. Eur J Nucl Med Mol Imaging, 2014, 41（4）: 649–658.

24. Yong TW, Yuan ZZ, Jun Z. Sensitivity of PET/MR images in liver metastases from colorectal carcinoma. Hell J Nucl Med, 2011, 14（3）: 264–268.

25. Brendle C, Schwenzer NF, Rempp H, et al. Assessment of metastatic colorectal cancer with hybrid imaging: comparison of reading performance using different combinations of anatomical and functional imaging techniques in PET/MRI and PET/CT in a short case series. Eur J Nucl Med Mol Imaging, 2016, 43（1）: 123–132.

26. Beiderwellen K, Gomez B, Buchbender C, et al. Depiction and characterization of liver lesions in whole body［18F］-FDG PET/MRI. Eur J Radiol, 2013, 82（11）: e669–675.

27. Annunziata S, Pizzuto DA, Caldarella C, et al. Diagnostic accuracy of fluorine-18-fluorodeoxyglucose positron emission tomography in gallbladder cancer: A meta-analysis. World J Gastrocenterol, 2015, 21（40）: 11481–11488.

28. Lee SW, Kim HJ, Park JH, et al. Clinical usefulness of 18F-FDG PET-CT for patients with gallbladder cancer and cholangiocarcinoma. J Gastroenterol, 2010, 45（5）: 560–566.

29. Ramos-Font C, Gómez-Rio M, Rodríguez-Fernández A, et al. Ability of FDG-PET/CT in the detection of gallbladder cancer. J Surg Oncol, 2014, 109（3）: 218–224.

30. Kumar R, Sharma P, Kumari A, et al. Role of 18F-FDG PET/CT in detecting recurrent

gallbladder carcinoma. Clin Nucl Med, 2012, 37（5）: 431–435.

31. 汪娇, 戴东, 宋秀宇, 等. 18F-FDG PET/CT 显像在评估胆囊癌预后中的价值. 中国肿瘤临床, 2013, 40（7）: 410–413.

32. Rijkers AP, Valkema R, Duivenvoorden HJ, et al. Usefulness of F-18-fluorodeoxyglucose positron emission tomography to confirm suspected pancreatic cancer: a meta-analysis. Eur J Surg Oncol, 2014, 40（7）: 794–804.

33. Nishiyama Y, Yamamoto Y, Monden T, et al. Evaluation of delayed additional FDG PET imaging in patients with pancreatic tumor. Nucl Med Commun, 2005, 26（10）: 895–901.

34. Kato K, Nihashi T, Ikeda M, et, al. Limited efficacy of（18）F-FDG PET/CT for differentiation between metastasis free pancreatic cancer and mass-forming pancreatitis. Clin Nucl Med, 2013, 38（6）: 417–421.

35. Wang Z, Chen JQ, Liu JL, et al. FDG-PET in diagnosis, staging and prognosis of pancreatic carcinoma: a meta-analysis. World J Gastroenterol, 2013, 19（29）: 4808–4017.

36. Kysucan J, Lovecek M, Klos D, et al. Benefit of PET/CT in the preoperative staging in pancreatic carcinomas. Rozhl Chir, 2010, 89（7）: 433–440.

37. Dibble EH, Karantanis D, Mercier G, et, al. PET/CT of cancer patients: part 1, pancreatic neoplasms. AJR Am J Roentgenol, 2012, 199（5）: 952–967.

38. Santhanam P, Taïeb D. Role of（18）F-FDOPA PET/CT imaging in endocrinology. Clin Endocrinol（Oxf）, 2014, 81（6）: 789–798.

39. Ichikawa T, Erturk SM, Motosugi U, et al. High-b value diffusion-weighted MRI for detecting pancreatic adenocarcinoma: preliminary results. AJR Am J Roentgenol, 2007, 188（2）: 409–414.

40. Beiderwellen KJ, Poeppel TD, Hartung-Knemeyer V, et al. Simultaneous 68Ga-DOTATOC PET/MRI in patients with gastroenteropancreatic neuroendocrine tumors: initial results. Invest Radiol, 2013, 48（5）: 273–279.

41. Mochiki E, Kuwano H, Katoh H, et al. Evaluation of 18 F-FDG positron emission tomography for gastric cancer. World J Surg, 2004, 28（3）: 247–253.

42. Lim JS, Yun MJ, Kim MJ, et al. CT and PET in stomach cancer: preoperative staging and monitoring of response to therapy. Radiographics, 2006, 26（26）: 143–156.

43. Wayman J, Bennett MK, Raimes SA, et al. The pattern of recurrence of adenocarcinoma of the oesophago-gastric junction. Br J Cancer. 2002, 86（8）: 1223–1229.

44. Lee DH, Kim SH, Joo I, et al. Comparison between 18F-FDG PET/MRI and MDCT for the assessment of preoperative staging and resectability of gastric cancer. Eur J Radiol, 2016, 85（6）: 1085–1091.

45. Veit-Haibach P, Kuehle CA, Beyer T, et al. Diagnostic accuracy of colorectal cancer staging with whole-body PET/CT colonography. JAMA, 2006, 296（21）: 2590–2600.

46. Kinkel K, Lu Y, Both M, et al. Detection of hepatic metastases from cancers of the gastrointestinal tract by using noninvasive imaging methods（US, CT, MR imaging, PET）: a meta-analysis. Radiology, 2002, 224（3）: 748–756.

47. Selzner M, Hany TF, Wildbrett P, et al. Does the novel PET/CT imaging modality impact on

the treatment of patients with metastatic colorectal cancer of the liver? Ann Surg, 2004, 240（6）: 1027–1034.

48. Kochhar R, Liong S, Manoharan P. The role of FDG PET/CT in patients with colorectal cancer metastases. Cancer Biomark, 2010, 7（4）: 235–248.

49. Maas M, Nelemans PJ, Valentini V, et al. Long-term outcome in patients with a pathological complete response after chemoradiation for rectal cancer: a pooled analysis of individual patient data. Lancet Oncol, 2010, 11（9）: 835–844.

50. Maffione AM, Chondrogiannis S, Capirci C, et al. Early prediction of response by 18F-FDG PET/CT during preoperative therapy in locally advanced rectal cancer: A systematic review. Eur J Surg Oncol 2014, 40（10）: 1186–1194.

51. Metser U, You J, McSweeney S, et al. Assessment of tumor recurrence in patients with colorectal cancer and elevated carcinoembryonic antigen level: FDG PET/CT versus contrast-enhanced 64-MDCT of the chest and abdomen. AJR Am J Roentgenol, 2010, 194（3）: 766–771.

52. Frankel TL, Gian RK, Jarnagin WR. Preoperative imaging for hepatic resection of colorectal cancer metastasis. J Gastrointest Oncol, 2012, 3（1）: 11–18.

53. Curvo-Semedo L, Lambregts DM, Maas M, et al. Rectal cancer: assessment of complete response to preoperative combined radiation therapy with chemotherapy-conventional MR volumetry versus diffusion-weighted MR imaging. Radiology, 2011, 260（3）: 734–743.

54. Ganten MK, Schuessler M, Bguerle T, et al. The role of perfusion effects in monitoring of chemoradiotherapy of rectal carcinoma using diffusion-weighted imaging. Cancer Imaging, 2013, 13（4）: 548–556.

55. Tong T, Sun Y, Gollub MJ, et al. Dynamic contrast-enhanced MRI: use in predicting pathological complete response to neoadjuvant chemoradiation in locally advanced rectal cancer. J Magn Reson Imaging, 2015, 42（3）: 673–680.

56. Kam MH, Wong DC, Siu S, et al. Comparison of magnetic resonance imaging-fluorodeoxy-glucose positron emission tomography fusion with pathological staging in rectal cancer. Br J Surg, 2010, 97（2）: 266–268.

57. Paspulati RM, Partovi S, Herrmann KA, et al. Comparison of hybrid FDG PET/MRI compared with PET/CT in colorectal cancer staging and restaging: a pilot study. Abdom Imaging, 2015, 40（6）: 1415–1425.

58. Brendle C, Schwenzer NF, Rempp H, et al. Assessment of metastatic colorectal cancer with hybrid imaging: comparison of reading performance using different combinations of anatomical and functional imaging techniques in PET/MRI and PET/CT in a short case series. Eur J Nucl Med Mol Imaging, 2016, 43（1）: 123–132.

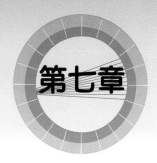

第七章

一体化 PET/MR 在盆腔肿瘤的应用

盆腔肿瘤常规的影像学检查手段包括超声、CT、MRI 和 PET/CT 等,由于盆腔解剖结构比较复杂,MRI 具有较高的软组织分辨率以及多参数成像,已经成为盆腔肿瘤的主要影像诊断技术。PET/CT 能够灵敏地检出盆腔肿瘤、转移及术后复发,使分期更加准确和全面。

第一节　一体化 PET/MR 盆腔肿瘤扫描

一体化 PET/MR 盆腔肿瘤扫描包括全身扫描和盆腔局部扫描两部分。

一、全身扫描

同第三章第三节"一体化全身 PET/MR 扫描方案"。

二、盆腔 PET/MR 扫描

确定盆腔扫描位置、范围后进行盆腔 PET/MR 扫描,具体方案见表 7-1-1。盆腔化学饱和法脂肪抑制 T2WI,需添加局部匀场;无需憋尿即可清楚显示子宫内膜、移行带和肌层等结构;由于 TE 时间长,T2 权重加大,前列腺组织信号对比度更好,中央腺体为中低信号,外周

表 7-1-1　一体化 PET/MR 盆腔扫描方案

	序列	内容
定位	3-pl Loc	三平面定位
	PET Task	PET、MRI 同步扫描
衰减校正	MRAC	基于 MRI 的衰减校正
常规序列	Ax T2 fs Propeller	横轴位压脂 T2 Propeller
	Ax T1 FSE	横轴位 T1 扫描
	Ax DWI	横轴位扩散加权成像
	Sag T2 fs FRFSE	矢状位脂肪抑制 T2
	Cor T2 fs FRFSE	冠状位脂肪抑制 T2
增强序列	Dyn LAVA-Flex+C	动态增强扫描
	Ax LAVA-Flex+C	横轴位增强扫描
	Cor LAVA-Flex+C	冠状位增强扫描
	Sag LAVA-Flex+C	矢状位增强扫描

带呈明显高信号。横轴位 DWI 受盆腔磁敏感伪影的影响较大,因此需要添加局部匀场,频率编码方向为左右,b 值一般使用 0 和 1000,也可使用多个 b 值扫描。动态增强扫描为多期动态扫描,先扫描蒙片,然后静脉注射对比剂 10s 开始扫描,扫描一期 15~20s。

第二节　一体化 PET/MR 在盆腔肿瘤的应用

盆腔肿瘤主要表现为盆腔肿块,起病隐匿,临床症状出现较晚。男性盆腔肿瘤常见的为前列腺癌,女性盆腔肿瘤位居前三位是子宫颈癌、子宫内膜癌和卵巢癌。

一、前列腺癌

前列腺癌是男性第二大常见恶性肿瘤,不同国家之间的发病率不同,但都能导致 1%~2% 的男性死亡[1]。前列腺癌在西方国家更为流行,亚洲近年来也呈现上升趋势。前列腺癌的治疗方案主要与早期准确诊断、分期和再分期有关。前列腺癌的 TNM 分期见表 7-2-1。

表 7-2-1　前列腺癌 TNM 分期（AJCC, 2002 版）

原发肿瘤（T）

Tx 原发肿瘤无法评价

T0 无原发肿瘤证据

T1 临床隐性肿瘤,既不能扪及,影像学也不能发现

T1a 病变≤前列腺组织的 5%

T1b 病变＞前列腺组织的 5%

T1c 肿瘤经穿刺活检证实

T2 肿瘤局限于前列腺

T2a 肿瘤累及前列腺一叶的一半或更少

T2b 肿瘤累及前列腺一叶的一半以上

T2c 肿瘤累及前列腺两叶

T3 肿瘤突破前列腺被膜

T3a 肿瘤侵犯达被膜外

T3b 肿瘤侵犯一侧或双侧精囊

T4 肿瘤固定或侵犯邻近组织器官

区域淋巴结（N）

Nx 区域淋巴结无法评价

N0 无区域淋巴结转移

N1 区域淋巴结转移

远处转移（M）

Mx 远处转移无法评估

M0 无远处转移

M1 有远处转移

M1a 有区域淋巴结以外的淋巴结转移

M1b 骨转移

M1c 其他器官组织转移

1. PET/CT 在前列腺癌的应用 正常前列腺 ^{18}F-FDG PET/CT 表现为无放射性摄取或轻度摄取,前列腺癌表现为两叶前列腺放射性分布不均匀,呈单个或多个结节状放射性浓聚,边界较清楚。^{18}F-FDG 虽然是 PET 肿瘤显像常用的示踪剂,但对前列腺癌原发灶的诊断价值不大,主要因为很多前列腺癌的原发肿瘤小、生长缓慢、分化较好,肿瘤病灶摄取 ^{18}F-FDG 增高不显著,SUV 仅为 1.5~3.5,毗邻膀胱内尿液的放射性摄取容易掩盖邻近病变[2]。但研究发现 ^{18}F-FDG PET/CT 对低分化型前列腺癌显像诊断效果较好,尤其激素去势治疗和放射治疗不敏感的前列腺癌 ^{18}F-FDG 摄取较高[3]。虽然 ^{18}F-FDG PET/CT 对前列腺癌的诊断、分期意义有局限性,但对评价治疗疗效有一定作用。

研究发现 ^{18}F-FDG 以外的示踪剂对前列腺癌的诊断有重要价值,胆碱(choline)是前列腺细胞膜磷脂的一部分,针对 choline 的示踪剂显像包括 ^{11}C-choline 和 ^{18}F-fluorocholine(FCH),其在膀胱内的放射性摄取较低,而前列腺癌灶本身摄取明显增高,对于前列腺癌的初始分期以及复发后再分期的敏感性和特异性均较高[4,5]。一项对前列腺癌患者术前分期的研究显示,^{11}C-choline PET 显像对转移淋巴结分期的灵敏度为 80%,特异性为 96%,准确率为 93%[6]。前列腺特异性膜抗原(prostrate specific membrane antigen,PSMA)在前列腺癌的表达增加,因此 ^{68}Ga-PSMA 对前列腺癌的发现率很高[7]。

2. MRI 在前列腺癌的应用 前列腺癌的 MRI 检查包括 T1WI、T2WI、DWI、DCE 和 MRS 等。T2WI 清晰显示前列腺癌病灶的大小、形态及周围侵犯,表现为周围带的低信号缺损,当病灶局限于包膜内,前列腺包膜完整,呈线样低信号,与周围静脉丛分界清晰;当包膜受侵,表现为病变侧包膜模糊、中断、不连续;当病灶侵犯前列腺周围脂肪,则表现为前列腺周围高信号的脂肪间隙内出现低信号缺损,尤其常见于前列腺直肠三角区;当癌灶侵及精囊腺,表现双侧精囊不对称、精囊局限性低信号、精囊角消失和精囊腺体积增大;膀胱受累表现为膀胱壁增厚或出现突入膀胱腔的肿块,另外前列腺癌还侵及肛周肌肉,发生骨转移及盆腔、腹腔淋巴结转移。前列腺癌细胞与间质的增生破坏正常腺体结构,使水分子扩散受限,DWI 上表现为高信号,ADC 值明显降低。DWI 对外周带前列腺癌的检出敏感度和特异性极高,并能评价其侵袭性,ADC 值与外周带前列腺癌侵袭性的 Gleason 评分呈负相关,能够区分病灶的恶性程度。DWI 有助于显示前列腺的精囊侵犯情况,DWI 与 T2WI 相结合,更全面、准确地诊断前列腺癌。

DCE 对前列腺癌的检出、侵袭性评估、定量分析疗效有重要作用,尤其 T2WI 不敏感的中央区癌灶[8,9]。DCE 的时间 – 信号强度曲线类型有:流入型(信号强度持续增高)、平台型(信号强度增高后出现平台期)、流出型(信号强度增高后出现下降期),前列腺癌多表现为流出型和平台型。常用的 DCE 定量分析参数有迁移速率常数(transferrate constant,K^{trans})、血管外细胞外间隙体积百分比(EES volume fraction,V_e)和速率常数(rate constant,K_{ep}),能够无创、准确评价肿瘤内部新生血管情况及生物学活性。K^{trans} 表示单位时间、单位体积组织中由血管进入血管外细胞外间隙内的对比剂量;K_{ep} 表示单位时间内由血管外细胞外间隙进入血管内的对比剂量;这两个指标增高是前列腺癌的特征表现[10-12]。另外,这些定量参数还可用于评估新辅助化疗术后残余病灶内部的血流灌注情况,较形态学的改变更敏感,与 DWI 结合有助于早期评估疗效[13]。MRS 显示代谢物浓度,与前列腺癌有关的代谢物包括枸橼酸盐(citrate,Cit)、总胆碱(choline,Cho)及肌酸(creatine,Cr)。正常前列腺组织内含有高浓度的 Cit,而前列腺癌病灶中 Cit 的浓度下降、Cho 浓度升高。若 Cho/Cit 比值 > 正常平均值的 2 个标准差,则提示前列腺组织可能癌变;若 >3 个标准差则确定为癌[14,15],且 Cho+Cr/Cit 比值与 Gleason 评分呈正相关[16]。

3. 一体化 PET/MR 在前列腺癌的应用　　MRI 不仅能够诊断前列腺癌,而且越来越多地应用于评估其复发;PET 除了评价原发病灶和复发之外,还能发现淋巴结转移和骨转移,PET/MR 对前列腺癌进行更精准的分期以及判断复发(图 7-2-1)。PET/MR 应用 $^{11}C/^{18}F$-choline 和 ^{68}Ga-PSMA 新型示踪剂,对前列腺癌的检出比 PET/CT 更敏感、更准确,且辐射剂量明显降低;尤其 PET/MR 发现骨骼病灶优于 PET/CT,能够明显提高诊断效能[17-19]。Kim 等研究 ^{18}F-FCH PET/MR 在原发性前列腺癌的价值,发现单独使用 MRI、^{18}F-FCH PET、^{18}F-FCH PET/MR 诊断前列腺癌的概率分别为 83%、80% 和 93%,表明 ^{18}F-FCH PET/MR 对于前列腺癌的诊断价值高于任何一种单模态成像[20]。Eiber 等应用一体化 ^{68}Ga-PAMA HBED-CC PET/MR 研究原发性前列腺癌,结果显示多参数 MRI、PET 和 PET/MR 诊断准确率分别为 66%、92% 和 98%[21]。Hartenbach 等应用 ^{18}F-FEC PET/MR 评估原发性前列腺癌,对 128 个前列腺癌病灶分析发现,MRI 和 PET 检测 >5mm 病灶的敏感性、特异性、阳性预测值、阴性预测值和准确率分别为 67%、35%、95%、44%、54% 和 85%、45%、68%、69%、68%,而 ^{18}F-FEC PET/MR 高达 84%、80%、85%、78%、82%,显著高于单独使用 PET 或者 MRI[22]。

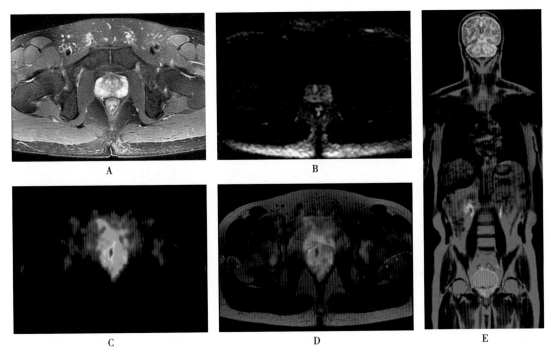

图 7-2-1　患者,男,61 岁。PSA 升高 4 个月。PET/MR 检查盆腔横轴位 T2WI(A)显示前列腺右侧中央区信号不均匀;盆腔横轴位 DWI(B)显示右侧中央区结节状高信号灶;盆腔横轴位 PET(C)和 PET/MR 融合图像(D)显示右侧中央区放射性摄取增高;全身 PET/MR 冠状位融合图像(E)未见明确转移灶;前列腺穿刺活检病理为前列腺癌

二、子宫内膜癌

子宫内膜癌是最常见的妇科恶性肿瘤之一,其发病率随人口老龄化与疾病发生高危因素的增多而上升,在 2012 年全球子宫内膜癌新发病例大约有 32 万例,死亡率在恶性肿瘤中居于第 14 位[23]。子宫内膜癌的预后与发病年龄、肿瘤分期及组织病理学类型、分级有关,目前临床一般采用国际妇产科学会(FIGO)方案分期(2009 版)(表 7-2-2),分段诊断刮宫

和宫腔镜检查为术前诊断的金标准,但不能判断肌层浸润的深度及周围侵犯情况,无法判断分期,因此需结合影像学检查了解病灶范围及浸润深度,帮助决定手术方案;此外,盆腔、腹主动脉旁淋巴结转移直接影响分期和预后。

表 7-2-2 子宫内膜癌 FIGO 分期(2009 版)

Ⅰ期肿瘤局限于子宫宫体

Ⅰ$_a$ 无肌层浸润或肌层浸润深度 <1/2

Ⅰ$_b$ 肌层浸润深度 ≥ 1/2

Ⅱ期肿瘤累及宫颈间质,未超出子宫

Ⅲ期肿瘤局部和(或)区域的扩散

Ⅲ$_a$ 肿瘤累及子宫浆膜和(或)附件

Ⅲ$_b$ 阴道和(或)宫旁受累

Ⅲ$_c$ 盆腔和(或)腹主动脉旁淋巴结转移

Ⅲ$_{c1}$ 盆腔淋巴结阳性

Ⅲ$_{c2}$ 腹主动脉旁淋巴结阳性和(或)盆腔淋巴结阳性

Ⅳ期膀胱和(或)直肠转移,和(或)远处转移

Ⅳ$_a$ 膀胱和(或)直肠转移

Ⅳ$_b$ 远处转移包括腹腔外和(或)腹股沟淋巴结转移

1. PET/CT 在子宫内膜癌的应用 ^{18}F-FDG PET/CT 上正常子宫体呈低代谢,绝经前妇女的子宫内膜 ^{18}F-FDG 摄取随月经周期呈生理性波动,排卵期和月经期子宫内膜的放射性摄取通常高于增殖期和分泌期,而绝经后妇女的子宫内膜的摄取非常少。典型的子宫内膜癌在 ^{18}F-FDG PET/CT 表现为增厚的子宫内膜或肿块的高代谢。子宫肌层浸润的深度决定子宫内膜癌的临床分期,淋巴结转移则是预后不良的指征。PET/CT 术前判断子宫肌层受累深度,尤其是 I A 期有一定的局限性,但对于预测子宫颈受累和淋巴结转移优于 MRI,有助于减少不必要的淋巴结清扫;PET/CT 评估远处转移的敏感性、特异性和准确率分别为100%、96% 和 96.9%[24,25]。病理分级较差、分期较晚、有肌层浸润、宫颈受累或淋巴结转移的子宫内膜癌,术前 PET/CT 原发病灶的 SUV$_{max}$ 明显增高,可以帮助评估预后和判断复发[26]。

2. MRI 在子宫内膜癌的应用 MRI 能够显示子宫内膜癌的肌层浸润、宫颈受累及淋巴结转移情况,适用于临床诊断、分期、指导治疗及随访。子宫内膜癌在 T1WI 上信号与子宫肌层基本相同;T2WI 上呈中等或高信号,低于正常的子宫内膜信号;较大的子宫内膜癌使宫腔扩大,并产生宫腔积液,盆腔或腹膜后出现转移淋巴结,盆底有腹膜种植转移。子宫内膜癌灶 DWI 上呈高信号,ADC 上为低信号,不同病理类型 ADC 值有差异,高分化子宫内膜癌的 ADC 值较低[27]。转移性淋巴结的 ADC 值明显低于良性淋巴结,测量淋巴结直径和 ADC 值可提高淋巴结转移的检出率,精确判断子宫内膜癌分期[28]。DWI 对判断癌灶的肌层浸润也有重要意义,T2WI 与 DWI 融合图像评价癌灶的肌层浸润程度,与病理结果显著相关($r=0.94$, $P<0.0001$)[29,30]。增强扫描子宫内膜癌病灶通常呈不均匀强化,DCE 显示病灶较正常内膜强化早,随强化时间延长,癌灶与肌层的强化差异显著,延迟期相对于肌层表现为低信号,这种强化特征有助于鉴别诊断[31]。DCE 评估肌层浸润程度及宫颈受累的准确度与术

中肉眼评估、冷冻切片结果一致,敏感度、特异度及准确度均高于 T2WI,有助于子宫内膜癌的分期及分级[32]。DCE 可定量或半定量评估病灶的微灌注情况,区分癌灶和肌层、预测肿瘤的复发及评价预后,但对诊断子宫内膜癌的淋巴结转移价值有限[33]。

3. 一体化 PET/MR 在子宫内膜癌的应用 MRI 具有良好的软组织对比度,对盆腔病变的诊断价值优于 CT,所以 PET/MR 对于评估子宫内膜癌更具有优势(图 7-2-2)。与 PET/CT 比较,PET/MR 发现子宫内膜癌原发肿瘤优于 PET/CT,显示区域淋巴结转移和腹部转移灶二者没有显著差异[34,35]。Shih 等应用一体化 PET/MR 研究子宫内膜癌 SUV_{max} 和 ADC_{min} 的相关性,结果显示两者呈显著负相关;晚期肿瘤侵犯子宫肌层、子宫颈以及伴有淋巴结转移的患

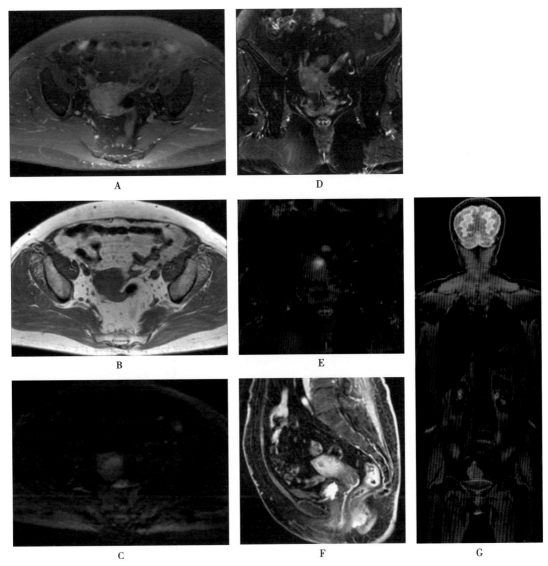

图 7-2-2 患者,女,62 岁。绝经 7 年,阴道不规则出血 6 个月。PET/MR 检查横轴位 T2WI(A)显示子宫腔扩大,子宫内膜呈结节状增厚;横轴位 T1WI(B)上子宫内膜呈低信号;横轴位 DWI(C)上增厚子宫内膜扩散受限,呈高信号;冠状位 T2WI(D)子宫内膜明显结节状增厚(箭头);PET/MR 融合图像(E)显示增厚子宫内膜 ¹⁸F-FDG 摄取增高;矢状位 T1WI 增强(F)可见病灶部分强化;全身冠状位 PET/MR 融合图像(G)未见转移灶;术后病理为子宫内膜癌

者,SUV$_{max}$明显增高,而 ADC$_{min}$则明显降低;SUV$_{max}$与 ADC$_{min}$的比值越高,提示子宫肌层及子宫颈部浸润越深,淋巴血管间隙受侵及淋巴结转移,临床分期越晚,患者预后差[36]。

三、宫颈癌

宫颈癌是女性常见的恶性肿瘤之一,全球女性宫颈癌患者 50 万例,死亡 26 万例,超过85% 的新发病例和死亡病例发生在中低收入国家[37]。宫颈癌的诊断主要通过专科检查和子宫颈细胞学检查,宫颈癌的分期不同,治疗方案也不同,目前临床上一般采用国际妇产科学会(FIGO)方案分期(2009 版)(表 7-2-3)。

表 7-2-3   子宫颈癌 FIGO 分期(2009 版)

0 期	原位癌(浸润前癌)
I 期	宫颈癌局限在子宫(扩展至宫体将被忽略)
I A	镜下浸润癌。所有肉眼可见的病灶,包括表浅浸润,均为 I B
I A$_1$	间质浸润深度 <3mm,水平扩散 ≤ 7mm
I A$_2$	间质浸润深度 3~5mm,水平扩散 ≤ 7mm
I B	肉眼可见癌灶局限于宫颈,或者镜下病灶 > I A$_2$
I B$_1$	肉眼可见癌灶最大径线 ≤ 4cm
I B$_2$	肉眼可见癌灶最大径线 >4cm
II 期	肿瘤超越子宫,但未达骨盆壁或未达阴道下 1/3
II A	无宫旁浸润
II B	有宫旁浸润
III 期	肿瘤扩展到骨盆壁和(或)累及阴道下 1/3 和(或)引起肾盂积水或肾无功能
III A	肿瘤累及阴道下 1/3,没有扩展到骨盆壁
III B	肿瘤扩展到骨盆壁和(或)引起肾盂积水或肾无功能
IV 期	肿瘤扩散超出真骨盆,或浸润膀胱和(或)直肠黏膜
IV A	肿瘤侵犯膀胱黏膜或直肠黏膜和(或)超出真骨盆
IV B	远处转移

1. PET/CT 在宫颈癌的应用   宫颈癌的原发病灶 ^{18}F-FDG PET/CT 摄取增高,但有可能出现假阳性结果,主要与可能绝经前妇女卵巢和子宫内膜的生理性摄取、活检后短期内进行显像、穿刺对宫颈刺激产生炎症导致代谢增高等原因有关,需要结合病史以避免误诊。PET/CT 诊断宫颈癌的盆腔、腹腔淋巴结转移、骨转移优于 CT 和 MRI,对 CT 和 MRI 显示淋巴结转移阴性的患者诊断价值更高,从而改变患者的治疗方案[38]。Chung 等报道 PET/CT 在宫颈癌治疗后的预测复发研究,其敏感性、特异性、阳性预测值、阴性预测值和准确率分别为94.7%、87.8%、80.4%、97%、90.2%,提示能够预测宫颈癌复发[39]。鳞状细胞抗原(SCC-Ag)是宫颈癌的血清肿瘤标志物之一,常用于宫颈癌治疗后随访,当 SCC-Ag 水平异常升高而常规影像学检查阴性时,^{18}F-FDG PET/CT 显像对发现宫颈癌患者的复发有重要价值,有利于临床医师制定治疗方案,延长患者生存期和提高生活质量。

2. MRI 在宫颈癌的应用   MRI 是宫颈癌分期的最可靠手段,主要优势在于判断宫旁侵犯情况。常规 MRI 宫颈癌早期表现为宫颈管增宽,正常分层结构消失,宫颈增大并形成不规则软组织肿块,T2WI 上为中、高信号,其内信号可不均匀,提示肿瘤内部出现坏死,若子宫颈的低信号纤维基质层完整,则提示肿瘤局限于宫颈内;当阴道壁正常低信号消失,提示阴道受累;若子宫颈间质信号中断、病灶突向宫旁组织,或出现阴道下部肿块、肾盂积水等表现,则提示更高级别分期。常规 MRI 序列对判断宫颈癌浸润的特异性较高,但敏感度不足,需结合 DWI、DCE 和 MRS。宫颈癌病灶在 DWI 上为高信号、ADC 值降低,其敏感度和准确性高,可预测病灶的组织学类型及病理分级;DWI 能够很好地显示盆腔转移性淋巴结;此外,DWI 可检测放化疗疗效,治疗后宫颈癌病灶的 ADC 值明显增高[40,41]。宫颈癌的动态增强特点为早期强化并持续增高,为速升缓降型,诊断宫颈癌的敏感度达 90% 以上。定量、半定量分析动态增强参数,评估放化疗前后病灶的微血管密度差异,从而评价预后、判断疗效或提示癌灶是否复发[42]。MRS 上宫颈癌的胆碱峰明显增高,有助于鉴别浸润性或早期非浸润型宫颈癌、预测放化疗疗效[43,44]。

3. 一体化 PET/MR 在宫颈癌的应用　由于 MRI 能提供高分辨率的形态学信息,结合 PET 提供的代谢信息,一体化 PET/MR 在评价宫颈癌患者局部组织肿瘤浸润及转移方面较 PET/CT 有较大优势。Xin 等对宫颈癌患者的 PET/MR 和 PET/CT 结果进行比较,发现 15 例患者中有 3 例 PET 显示摄取增高,CT 未发现形态学变化,但 MRI 显示明确的异常信号,因此 PET/MR 诊断子宫颈癌(尤其是早期子宫颈癌)具有更多的潜在价值[45]。宫颈癌患者根据分期制定治疗方案,分期的准确性决定患者的预后情况。Grueneisen 等报道一体化 PET/MR 评估宫颈癌的原发肿瘤和发现淋巴结转移的诊断准确性高,而且同步获得的 SUV 值和 ADC 值与病理分级和肿瘤大小呈显著相关[46]。Brandmaier 等应用一体化 PET/MR 评价 14 例原发性和 17 例复发性宫颈癌的 ADC 和 SUV 的相关性,结果发现原发性肿瘤、原发转移灶以及局部复发病灶的 SUV_{max} 和 ADC_{min} 及 SUV_{mean} 和 ADC_{min} 之间均呈显著负相关,提示 PET/MR 对评估肿瘤特征和制定治疗方案有重要作用[47]。

四、卵巢癌

卵巢癌是女性生殖系统常见的恶性肿瘤之一,每年全球大约 22 万的新发病例,死亡 15 万例[48]。卵巢癌死亡率高的主要原因是早期缺乏特异的临床症状,患者就诊时大多数已处于晚期,并且病情发展迅速。卵巢癌患者预后同样与分期、病理类型和分级有关,目前临床上一般采用 FIGO 国际分期法(2014 版)(表 7-2-4)。

1. PET/CT 在卵巢癌的应用　由于膀胱、输尿管内放射性摄取干扰以及肠道非特异性摄取,另外育龄期女性卵巢的 ^{18}F-FDG 摄取随月经周期呈现生理性波动,导致 ^{18}F-FDG PET/CT 显像对卵巢癌原发灶诊断效果不佳。卵巢癌细胞生长快,故摄取 ^{18}F-FDG 的程度高,PET/CT 显像原发病灶和转移灶均表现为结节状高代谢摄取,巨大病灶高代谢分布可不均匀,囊壁和实质病变表现为高代谢,内部囊性成分表现为低代谢或无代谢,但 PET/CT 对囊腺癌、低度恶性早期卵巢癌、高分化透明细胞癌的敏感度较低[49]。PET/CT 更多地应用于卵巢癌复发和转移的诊断,能够准确评价病变累及范围与远处转移,尤其是 CT、MRI 在腹腔、盆腔、纵隔及锁骨上区很难发现的小转移灶。PET/CT 对卵巢癌临床分期的灵敏性、特异性和准确性分别为 69.4%、97.5% 和 94.0%[50]。大多数卵巢癌患者对放化疗反应较好,但复发率仍高达 75% 左右,因此需要定期随访并及早诊断和治疗肿瘤复发。研究报道以病理结果或临床随访 6 个月为标准,PET/CT 对判断卵巢癌复发的灵敏性、特异性、准确性分别为 80%、100% 和 84%,是诊断卵巢癌早期复发的可靠手段[51]。

表 7-2-4 卵巢癌、输卵管癌、腹膜癌 FIGO 分期（2014）

Ⅰ期	肿瘤局限于卵巢或输卵管
ⅠA	肿瘤局限于一侧卵巢（包膜完整）或输卵管，卵巢和输卵管表面无肿瘤；腹水或腹腔冲洗液未找到癌细胞
ⅠB	肿瘤局限于双侧卵巢（包膜完整）或输卵管，卵巢和输卵管表面无肿瘤；腹水或腹腔冲洗液未找到癌细胞
ⅠC	肿瘤局限于单或双侧卵巢或输卵管，并伴有如下任何一项：
ⅠC$_1$	手术导致肿瘤破裂
ⅠC$_2$	手术前肿瘤包膜已破裂或卵巢、输卵管表面有肿瘤
ⅠC$_3$	腹水或腹腔冲洗液发现癌细胞
Ⅱ期	肿瘤累及一侧或双侧卵巢或输卵管并有盆腔扩散（在骨盆入口平面以下）或原发性腹膜癌
ⅡA	肿瘤蔓延至或种植到子宫和（或）输卵管和（或）卵巢
ⅡB	肿瘤蔓延至其他盆腔内组织
Ⅲ期	肿瘤累及单侧或双侧卵巢、输卵管或原发性腹膜癌，伴有细胞学或组织学证实的盆腔外腹膜转移或证实存在腹膜后淋巴结转移
ⅢA$_1$	仅有腹膜后淋巴结阳性（细胞学或组织学证实）
ⅢA$_1$（ⅰ）	转移灶最大直径 ≤ 10mm
ⅢA$_1$（ⅱ）	转移灶最大直径 >10mm
ⅢA$_2$	显微镜下盆腔外腹膜受累，伴或不伴腹膜后阳性淋巴结
ⅢB	肉眼见盆腔外腹膜转移，病灶最大直径 ≤ 2cm，伴或不伴腹膜后阳性淋巴结
ⅢC	肉眼见盆腔外腹膜转移，病灶最大直径 >2cm，伴或不伴腹膜后阳性淋巴结（包括肿瘤蔓延至肝包膜和脾，但无转移到脏器实质）
Ⅳ期	超出腹腔外的远处转移
ⅣA	胸腔积液中发现癌细胞
ⅣB	腹腔外器官实质转移（包括肝实质转移和腹股沟淋巴结、腹腔外淋巴结移）

2. MRI 在卵巢癌的应用 卵巢癌可呈囊性、囊实性及实性，其中以囊实性最多见。囊性成分通常在 T1WI 上为低信号，T2WI 上为高信号，也可因出血、坏死、黏液变等病理过程导致成分改变、信号复杂；实性部分可呈壁结节或乳头状突起，DWI 上为高信号；囊壁一般较厚、不规整，分隔不规则，增强后明显强化；当侵犯周围器官（如膀胱、肠管）时，病灶与邻近脏器周围的脂肪间隙模糊、消失；腹腔转移表现为腹水或大网膜弥漫性增厚、形成网膜饼；腹腔种植转移可在盆腔或腹腔内形成囊性肿块。DCE 评估肿瘤血流动力学变化的时间 – 信号曲线有三种类型：Ⅰ型为渐进性强化型，没有明显峰形，强化程度较低；Ⅱ型强化早期同子宫肌层，之后平坦，呈平台型；Ⅲ型强化早期即高于子宫肌层。Ⅰ型提示良性肿瘤，Ⅱ型提示交界性肿瘤，Ⅲ型提示卵巢癌，但仅通过曲线形态鉴别肿瘤良恶性的准确性有限，需结合半定量参数综合评估肿瘤的血流灌注[52]。MRS 显示卵巢癌的 Cho 峰明显升高，病灶中囊液的 Lac 峰升高，但这些指标缺乏特异性。

3. 一体化 PET/MR 在卵巢癌的应用 一体化 PET/MR 不仅能显示卵巢癌的原发病灶，而且能准确评价转移灶（图 7-2-3）。Kitajima 等应用 PET/MR 图像融合技术评估卵巢

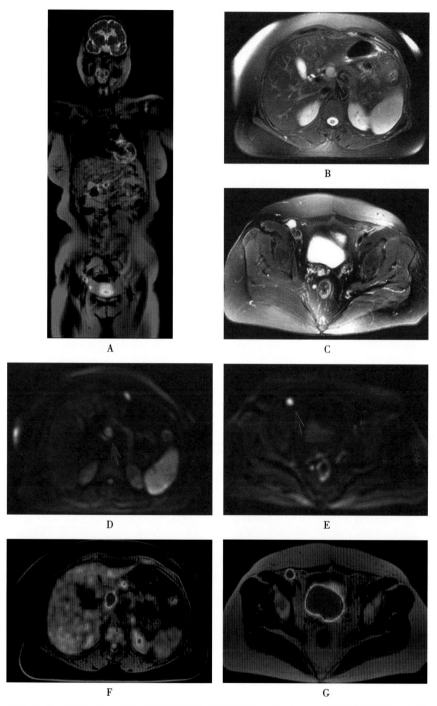

图 7-2-3　患者,女,46 岁,卵巢癌术后、放化疗后 1 年,CA125 持续增高半年。全身
PET/MR 检查冠状位融合图像(A)显示腹盆腔多发转移灶,右侧腹股沟区、腹主动脉
旁可见多发肿大淋巴结;盆腔横轴位 T2WI(B、C)上病灶呈等或高信号;盆腔横轴
位 DWI(D、E)上病灶呈高信号;盆腔横轴位 PET/MR 融合图像(F、G)显示病灶的
^{18}F-FDG 摄取增高

癌患者的复发,结果表明 PET/MR 发现局部肿瘤复发和骨转移优于 PET/CT,而评价淋巴结转移和腹膜转移二者一致[53]。Nakajo 等报道 31 例妇科恶性肿瘤患者(包括 3 例卵巢癌),提示 PET/T2WI 融合图像对发现并定位病灶优于 CT 或 PET/T1WI 融合图像[54]。一体化 PET/MR 评价卵巢癌复发以及鉴别良恶性病灶均优于 PET/CT,尤其是其低辐射量和良好的软组织分辨率,使 PET/MR 在卵巢癌的临床应用具有优势[55]。一体化 PET/MR 将盆腔局部与全身影像相结合,MRI 与 PET 的信息互相补充,有望进一步提高对盆腔肿瘤的诊断和鉴别诊断能力,对肿瘤的准确分期、疗效评估、预后判断发挥重要作用。

（张　苗　卢　洁　赵国光）

参 考 文 献

1. Attard G, Parker C, Eeles RA, et al. Prostate cancer. Lancet, 2016, 387(10013): 70-82

2. Picchio M, Mapelli P, Panebianco V, et al. Imaging biomarkers in prostate cancer: role of PET/CT and MRI. Eur J Nucl Med Mol Imaging, 2015, 42(4): 644-655.

3. Vali R, Loidl W, Pirich C, et al. Imaging of prostate cancer with PET/CT using ^{18}F-Fluorocholine. Am J Nucl Med Mol Imaging, 2015, 5(2): 96-108.

4. Umbehr MH, Muntener M, Hany T, et al. The role of choline and 18F-fluorocholine positron emission tomography(PET) and PET/CT in prostate cancer: a systematic review and meta-analysis. Eur Urol, 2013, 64(1): 106-117.

5. Castellucci P, Picchio M. ^{11}C-choline PET/CT and PSA kinetics. Eur J Nucl Med Mol Imaging, 2013, 40(1): 36-40.

6. De Jong U, Pruim J, Elsinga PH, et al. Preoperative staging of pelvic lymph nodes in prostate cancer by 11C-choline PET. J Nucl Med, 2003, 44(3): 331-335.

7. Eiber M, Maurer T, Souvatzoglou M, et al. Evaluation of hybrid 68Ga-PSMA ligand PET/CT in 248 patients with biochemical recurrence after radical prostatectomy. J Nucl Med, 2015, 56(5): 668-674.

8. Li X, Priest R A, Woodward W J, et al. Feasibility of shutter-speed DCE-MRI for improved prostate cancer detection. Magn Reson Med, 2013, 69(1): 171-178

9. Fütterer JJ, Heijmink SW, Scheenen TW, et al. Prostate cancer localization with dynamic contrast-enhanced MR imaging and proton MR spectroscopic imaging. Radiology, 2006, 241(2): 449-458.

10. Kozlowski P, Chang SD, Jones EC, et al. Combined diffusion weighted and dynamic contrast-enhanced MRI for prostate cancer diagnosis—correlation with biopsy and histopathology. J Magn Reson Imaging, 2006, 24(1): 108-113.

11. Langer DL, van der Kwast TH, Evans AJ, et al. Prostate cancer detection with multi-parametric MRI: logistic regression analysis of quantitative T2, diffusion-weighted imaging, and dynamic contrast enhanced MRI. J Magn Reson Imaging, 2009, 30(2): 327-334.

12. Barrett T, Gill AB, Kataoka MY, et al. DCE and DW MRI in monitoring response to androgen deprivation therapy in patients with prostate cancer: a feasibility study. Magn Reson Med, 2012, 67(3): 778-785.

13. Kitajima K, Kaji Y, Kuroda K, et al. High b-value diffusion-weighted imaging in normal and malignant peripheral zone tissue of the prostate: effect of signal-to-noise ratio. Magn Reson Med Sci, 2008, 7 (2): 93–99.

14. Kurhanewicz J, vigneron DB, Hricak H, et al. Three-dimensional H-1 spectroscopic imaging of the in situ human prostate with high (0.24–0.7–cm^3) spatial resolution. Radiology, 1996, 198 (3): 795–805.

15. Scheidler J, Hricak H, Vigneron DB, et al. Prostate cancer: localization with three-dimensional proton MR spectroscopic imaging-clinicopathologic study. Radiology, 1999, 213 (2): 473–480.

16. Zakian KL, Sircar K, Hricak H, et al. Correlation of proton MR spectroscopic imaging with gleason score based on step-section pathologic analysis after radical prostatectomy. Radiology, 2005, 234 (3): 804–814.

17. Afshar-Oromieh A, Haberkorn U, Schlemmer HP, et al. Comparison of PET/CT and PET/MRI hybrid systems using a 68Ga-labelled PSMA ligand for the diagnosis of recurrent prostate cancer: initial experience. Eur J Nucl Med Mol Imaging, 2014, 41 (5): 887–897.

18. Souvatzoglou M, Eiber M, Takei T, et al. Comparison of integrated whole-body [11C] choline PET/MR with PET/CT in patients with prostate cancer. Eur J Nucl Med Mol Imaging, 2013, 40 (10): 1486–1499.

19. Wetter A, Lipponer C, Nensa F, et al. Evaluation of the PET component of simultaneous [18F] choline PET/MRI in prostate cancer: comparison with [18F] choline PET/CT. Eur J Nucl Med Mol Imaging, 2014, 41 (1): 79–88.

20. Kim YI, Cheon GJ, Paeng JC, et al. Usefulness of MRI-assisted metabolic volumetric parameters provided by simultaneous 18F-fluorocholine PET/MRI for primary prostate cancer characterization. Eur J Nucl Med Mol Imaging, 2015, 42 (8): 1247–1256.

21. Eiber M, Weirich G, Holzapfel K, et al. Simultaneous 68Ga-PSMA HBED-CC PET/MRI Improves the Localization of Primary Prostate Cancer. Eur Urol, 2016, 70 (5): 829–836.

22. Hartenbach M, Hartenbach S, Bechtloff W, et al. Combined PET/MRI improves diagnostic accuracy in patients with prostate cancer: a prospective diagnostic trial. Clin Cancer Res, 2014, 20 (12): 3244–3253.

23. Morice P, Leary A, Creutzberg C, et al. Endometrial cancer. Lancet, 2016, 387 (10023): 1094–1108.

24. Antonsen SL, Jensen LN, Loft A, et al. MRI, PET/CT and ultrasound in the preoperative staging of endometrial; cancer-A multicenter prospective comparative study. Gynecol Oncol, 2013, 128 (2): 300–308.

25. Ortac F, Taskin S. Inguinal recurrence of early stage endometrial cancer after 7 months of surgical staging: the role of PET-CT in diagnosis and management. Int J ClinOncol, 2012, 17 (3): 283–285

26. Antonsen SL, Loft A, Fisker R, et al. SUVmax of 18FDG PET/CT as a predictor of high-risk endometrial cancer patients. Gynecol Oncol, 2013, 129 (2): 298–303.

27. Tamai K, Koyama T, Saga T, et al. Diffusion-weighted MR imaging of uterine endometrial

cancer. J Magn Reson Imaging, 2007, 26（3）: 682-687.

28. Lin G, Ho KC, Wang JJ, et al. Detection of lymph node metastasis in cervical and uterine cancers by diffusion-weighted magnetic resonance imaging at 3T. J Magn Reson Imaging, 2008, 28（1）: 128-135.

29. Rechichi G, Galimbeai S, Signorelli M, et al. Myometrial invasion in endometrial cancer: diagnostic performance of diffusion-weighted MR imaging at 1.5-T. Eur Radiol, 2010, 20（3）: 754-762.

30. Lin G, Ng KK, Chang CJ, et al. Myometrial invasion in endometrial cancer: diagnostic accuracy of diffusion-weighted 3.0-T MR imaging-intial experience. Radiology, 2009, 250（3）: 784-792.

31. Park BK, Kim B, Park JM, et al. Differentiation of the various lesions causing an abnormality of the endometrial cavity using MR imaging: emphasis on enhancement patterns on dynamic studies and late contrast-enhanced T1-weighted images. Eur Radiol, 2006, 16（7）: 1591-1598.

32. Zandrino F, La Paglia E, Musante F. Magnetic resonance imaging in local staging of endometrial carcinoma: diagnostic performance, pitfalls, and literature review. Tumori, 2010, 96（96）: 601-608.

33. Haldorsen IS, Stefansson I, Gruner R, et al. Increased microvascular proliferation is negatively correlated to tumour blood flow and is associated with unfavourable outcome in endometrial carcinomas. Br J cancer, 2014, 110（1）: 107-114.

34. Kitajima K, Suenaga Y, Ueno Y, et al. Value of fusion of PET and MRI for staging of endometrial cancer: Comparison with 18F-FDG contrast-enhanced PET/CT and dynamic contrast-enhanced pelvic MRI. Eur J Radiol, 2013, 82（10）: 1672-1676.

35. Queiroz MA, Kubik-Huch RA, Hauser N, et al. PET/MRI and PET/CT in advanced gynaecological tumours: initial experience and comparison. Eur Radiol, 2015, 25（8）: 2222-2230.

36. Shih IL, Yen RF, Chen CA, et al. Standardized uptake value and apparent diffusion coefficient of endometrial cancer evaluated with integrated whole-body PET/MR: Correlation with pathological prognostic factors. J Magn Reson Imaging, 2015, 42（6）: 1723-1732.

37. Denny L, de Sanjose S, Mutebi M, et al. Interventions to close the divide for women with breast and cervical cancer between low-income and middle-income countries and high-income countries. Lancet, 2017, 389（10071）: 861-870.

38. Groheux D, Hindie E, Baillet G, et al. Advantages of PET-CT in the work-up of cervical cancer. Bull Cancer, 2009, 96（2）: 199-211.

39. Chung HH, Kim JW, Kang KW, et al. Predictive role of post-treatment［18F］FDG PET/CT in patients with uterine cervical cancer. Eur J Radiol, 2012, 81（8）: 817-22.

40. Kim JK, Kim KA, Park BW, et al. Feasibility of diffusion-weighted imaging in the differentiation of metastatic from nonmetastatic lymph nodes early experience. J Magn Reson Imaging, 2008, 28（3）: 714-719.

41. Harry VN, Semple SI, Gilbert FJ, et al. Diffusion-weighted magnetic resonance imaging in the early detection of response to chemoradiation in cervical cancer. Gynecol Oncol, 2008, 111

（ 2 ）: 213-220.

42. Harry VN. Novel imaging techniques as response biomarkers in cervical cancer. Gynecol Oncol, 2010, 116（ 2 ）: 253-261.

43. Mahon MM, deSouza NM, Dina R, et al. Preinvasive and invasive cervical cancer an ex vivo proton magic angle spinning magnetic resonance spectroscopy study. NMR Biomed, 2004, 17（ 3 ）: 144-153.

44. deSouza NM, Soutter WP, Rustin G, et al. Use of neoadjuvant chemotherapy prior to radical hysterectomy in cervical cancer: monitoring tumour shrinkage and molecular profile on magnetic resonance and assessment of 3-year outcome. Br J Cancer, 2004, 90（ 12 ）: 2326-2331.

45. Xin J, Ma Q, Guo Q, et al. Abdominal cancer assessed using PET/MRI compared with PET/CT using a diagnostic MR sequence. European Journal of Radiology, 2016, http://dx.doi.org/10.1016/j.ejrad.2016.01.010.

46. Grueneisen J, Schaarschmidt BM, Heubner M, et al. Integrated PET/MRI for whole-body staging of patients with primary cervical cancer: preliminary results. Eur J Nucl Med Mol Imaging, 2015, 42（ 12 ）: 1814-1824.

47. Brandmaier P, Purz S, Bremicker K, et al. Simultaneous［ 18F］FDG-PET/MRI: Correlation of Apparent Diffusion Coefficient（ ADC ）and Standardized Uptake Value（ SUV ）in primary and recurrent cervical cancer.PLoS One, 2015, 10（ 11 ）: e0141684.

48. Jayson GC, Kohn EC, Kitchener HC, et al. Ovarian Cancer. Lancet, 2014, 384（ 9951 ）: 1376-1388.

49. Fenchel S, Grab D, Nuessle K, et al. Asymptomatic adnexal masses: correlation of FDG PET and histopathologic findings. Radiology, 2002; 223（ 3 ）: 780-788.

50. Fuccio C, Castellucci P, Marzola MC, et al. Noninvasive and invasive staging of ovarian cancer review of the literature. Clin Nucl Med, 2011; 36（ 10 ）: 889-893.

51. Torizuka T, Nobezawa S, Kanno T, et al. Ovarian cancer recurrence: role of whole-body positron emission tomography using 2-［ fluorine-18 ］-fluoro-2-deoxy-D-glucose. Eur J Nucl Med Mol Imaging, 2002; 29（ 6 ）: 797-803.

52. Thomassin-Naggara I, Daraï E, Cuenod CA, et al. Dynamic contrast-enhanced magnetic resonance imaging: a useful tool for characterizing ovarian epithelial tumors. J Magn Reson Imaging, 2008, 28（ 1 ）: 111-120.

53. Kitajima K, Suenaga Y, Ueno Y, et al. Value of fusion of PET and MRI in the detection of intra-pelvic recurrence of gynecological tumor: comparison with 18F-FDG contrast-enhanced PET/CT and pelvic MRI. Ann Nucl Med, 2014, 28（ 1 ）: 25-32.

54. Nakajo K, Tatsumi M, Inoue A, et al. Diagnostic performance of fluorodeoxyglucose positron emission tomography/magnetic resonance imaging fusion images of gynecological malignant tumors: comparison with positron emission tomography/computed tomography. Jpn J Radiol, 2010, 28（ 2 ）: 95-100.

55. Beiderwellen K, Grueneisen J, Ruhlmann V, et al.［（ 18 ）F］FDG PET/MRI vs. PET/CT for whole-body staging in patients with recurrent malignancies of the female pelvis: initial results. Eur J Nucl Med Mol Imaging, 2015, 42（ 1 ）: 56-65.

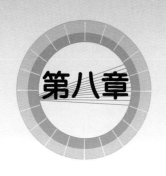

一体化 PET/MR 在淋巴瘤的应用

　　淋巴瘤是起源于淋巴造血系统的恶性肿瘤,主要表现为无痛性淋巴结肿大,肝脾肿大,全身各组织器官均可受累,伴发热、盗汗、消瘦、瘙痒等全身症状。淋巴瘤根据临床及病理特征的不同,分为霍奇金淋巴瘤(Hodgkin lymphoma, HL)和非霍奇金淋巴瘤(non-Hodgkin lymphoma, NHL)。大多数淋巴瘤的首发症状为发现异常包块,较多患者早期表现为无痛性颈部淋巴结肿大,纵隔也是好发部位之一;约10%患者早期表现为发热、皮痒、盗汗和消瘦等全身症状;另外,还会出现皮肤病变、贫血、免疫功能低下、神经系统症状等并发症。

一、PET/CT 在淋巴瘤的应用

　　影像学检查是诊断淋巴瘤的重要依据之一,帮助临床诊断、精准分期和疗效评估等。以往临床主要应用 CT 评价淋巴瘤,但是仅发现受累器官的形态异常远远不够,因为治疗后肿瘤细胞可以存在于未增大的淋巴结。[18]F-FDG PET/CT 能够提供代谢信息,已经广泛应用于淋巴瘤的诊断、分期及再分期、预测疗效和治疗后随访[1]。

　　[18]F-FDG PET/CT 检查大多数淋巴瘤(包括淋巴结和结外病变)均为高代谢,能够发现隐匿病灶、鉴别病灶的良恶性、鉴别治疗后残留病灶及瘢痕。鉴别淋巴结受侵、器官受累,PET/CT 的敏感性和特异性均高于单独增强 CT[2]。淋巴瘤的准确分期是制定治疗方案的重要依据,提高患者治愈率的关键因素,目前国际上主要采用 Ann Arbor(Cotswalds 会议修订)分期标准(表 8-0-1),适用于霍奇金淋巴瘤(HL)和原发于淋巴结的非霍奇金淋巴瘤(NHL),而对于某些原发淋巴结外的 NHL,如慢性淋巴细胞白血病、皮肤 T 细胞淋巴瘤和原发胃、

表 8-0-1　淋巴瘤 Ann Arbor 分期

Ⅰ 侵犯单个淋巴结区域(Ⅰ)或单个结外部位(ⅠE)

Ⅱ 侵犯 2 个或 2 个以上淋巴结区域,但均在膈肌的同侧(Ⅱ),可伴有同侧的局限性结外器官侵犯(ⅡE)

Ⅲ 膈肌上下淋巴结区域均有侵犯(Ⅲ),可伴有局限性结外器官侵犯(ⅢE)或脾侵犯(ⅢS)或两者均侵犯(ⅢES)

Ⅳ 在淋巴结、脾脏和咽淋巴环之外,一个或多个结外器官或组织受广泛侵犯,伴有或不伴有淋巴结肿大等

中枢神经系统淋巴瘤等则不适用,这些特殊结外器官和部位原发的 NHL,通常有专门的分期系统[3]。PET/CT 能够得到全身所有的功能代谢信息,准确进行治疗前分期、再分期,使31% 的 NHL 患者分期上调,1% 的患者分期下调,25% 患者改变治疗策略;使 32% 的 HL 患者分期上调,15% 患者分期下调,33% 患者改变治疗策略[4]。

　　淋巴瘤侵犯骨髓对患者预后和疗效判断有重要影响,提示患者预后不良,其诊断金标准是骨髓穿刺活检,但骨髓穿刺属于有创性检查,有发生并发症的风险,骨髓标本取材误差可能导致假阴性。PET/CT 对检测局灶性和多发性骨髓侵犯有一定的帮助,HL 患者 PET/CT检查阴性基本可以排除骨髓受累[5-7]。研究显示如果 NHL 治疗中期 PET/CT 检查 ^{18}F-FDG摄取明显减低,提示患者的预后良好,治疗结束后 PET/CT 检查阴性的 HL 患者很少复发,其阴性预测值高达 94%~100%[8-10]。淋巴瘤如不给予适当治疗,可能短期内死亡,^{18}F-FDGPET/CT 适用于淋巴瘤的疗效及预后判断,通过定量 / 半定量分析监测治疗前后代谢变化和病灶数目,了解肿瘤的反应性,预测疗效及预后。2014 年恶性淋巴瘤国际会议（International Conference on Malignant Lymphoma, ICML）推荐应用 PET/CT 对 ^{18}F-FDG 阳性淋巴瘤进行分期和疗效评估,但是低代谢淋巴瘤不推荐 PET/CT 检查,如小淋巴细胞淋巴瘤（SLL）、某些皮肤及肠道 T 细胞淋巴瘤等[11, 12]。

二、一体化 PET/MR 在淋巴瘤的应用

　　一体化 PET/MR 恶性淋巴瘤全身扫描流程同第三章第三节 "PET/MR 扫描流程"。恶性淋巴瘤进行诊断、分期、评价疗效和病情监测方面需要多次影像学检查,但 CT、PET/CT 有辐射,全身 PET-CT 检查的有效剂量约 10mSv,多次检查可能会增加患者的致癌风险,尤其是儿童患者,比成人对射线更为敏感,所以儿童生存期内发生电离辐射诱发肿瘤的可能性更大[13]。PET/MR 无 CT 扫描的辐射,适用于需要治疗后多次随访的患者和儿童患者。成人非霍奇金淋巴瘤患者诊断后 2.5 年内行 PET/CT 检查的累积剂量达到 97mSv,其中一次全身 CT 的剂量为 13.3mSv,^{18}F-FDG PET 的剂量为 4.2mSv,所以利用 MRI 代替 CT 可以显著降低累积的辐射剂量[14]。

　　一体化 PET/MR 检查一次扫描显示头、颈、胸、腹、盆腔等全身病灶,对患者的 Ann Arbor 分期有重要价值（图 8-0-1）。全身 DWI 又称 "类 PET",能够显示全身病灶、受累淋巴结的扩散受限,ADC 值减低程度与淋巴瘤细胞的分化程度呈负相关,可以间接反映淋巴瘤的恶性程度[15]。此外,MRI 诊断淋巴瘤的骨髓浸润优于 ^{18}F-FDG PET/CT 和骨髓穿刺,常规 MRI 和 DWI 有助于准确检测淋巴瘤的骨髓内小病灶,尤其 PET 扫描阴性的低级别淋巴瘤的骨髓浸润。PET/MR 能够明确显示骨髓浸润,对淋巴瘤的分期更准确。Heacock等[16]报道 28 例淋巴瘤患者的 PET/CT、PET/MR 结果,两者均显示 51 个淋巴结,单独 DWI只发现 32 个淋巴结,96.4% 患者的 PET/MR 和 PET/CT 分期一致,但 PET/MR 显示骨髓受累较 PET/CT 更准确,提高患者的分期。Platzek 等[17]对 9 例根据 Ann Arbor 分期的恶性淋巴瘤患者在化疗前后进行 PET/MR 检查,检查间隔平均为 70 天,结果发现所有患者化疗前 ^{18}F-FDG 摄取明显增高,而化疗后的随访检查除了一个患者,其余均对化疗有反应,而且淋巴瘤分期在评分者之间高度一致,提示一体化 PET/MR 能够进行准确分期和评价疗效。

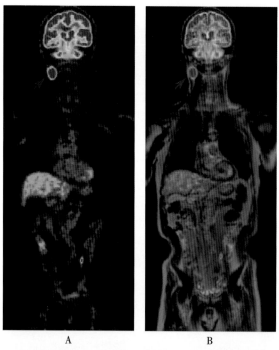

图8-0-1 患者,男,67岁,淋巴瘤化疗后2年余。全身 PET/MR 检查冠状位 PET（A）和 PET/MR 融合图像（B）均显示右侧颈部淋巴结肿大, ^{18}F-FDG 摄取明显增高,除颈部外其他部位未见明确病灶;颈部横轴位 T2WI（C）显示右侧颈部病灶呈高信号;颈部横轴位 DWI（D）病灶呈高信号;颈部横轴位 PET/MR 融合图像（E）显示病灶放射性摄取增高（短箭头）,SUV$_{mean}$7.60,SUV$_{max}$8.89;颈部其他层面横轴位 T2WI（F）显示右侧颈部多发小结节状高信号;颈部横轴位 DWI（G）呈高信号,颈部横轴位 PET/MR 融合图像（H）显示病灶放射性摄取增高（长箭头）,SUV$_{mean}$5.86,SUV$_{max}$6.91;考虑淋巴瘤复发

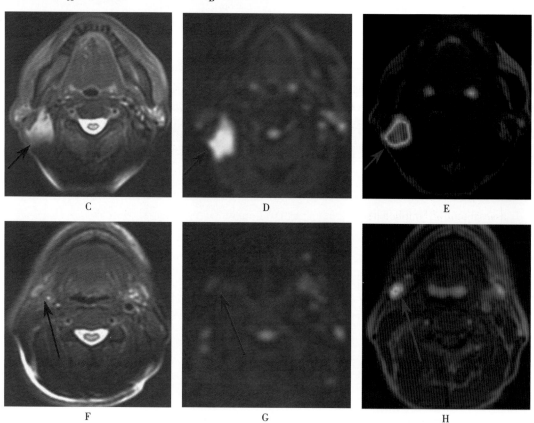

（单 艺 卢 洁 赵国光）

参 考 文 献

1. Cheson BD, Fisher RI, Barrington SF, et al. Recommendations for initial evaluation, staging, and response assessment of Hodgkin and non-Hodgkin lymphoma: the Lugano classification. J Clin Oncol, 2014, 32 (27): 3059–3068.

2. Johnson SA, Kumar A, Matasar MJ, et al. Imaging for staging and response assessment in lymphoma. Radiology, 2015, 276 (2): 323–338.

3. 石远凯, 孙燕, 刘彤华. 中国恶性淋巴瘤诊疗规范 (2015 年版). 中华肿瘤杂志, 2015, 37 (2): 148–158.

4. Paes FM, Kalkanis DG, Sideras PA, et al. FDG PET/CT of extranodal involvement in non-Hodgkin lymphoma and Hodgkin disease. Radio Graphics, 2010, 30 (1): 269–291.

5. Pakos EE, Fotopoulos AD, Ioannidis JP. 18F-FDG PET for evaluation of bone marrow infiltration in staging of lymphoma: a meta analysis. J Nucl Med, 2005, 46 (6): 958–963.

6. El-Galaly TC, d'Amore F, Mylam KJ, et al. Routine bone marrow biopsy has little or notherapeutic consequence for positron emission tomography/computed tomography-staged treatment-naive patients with Hodgkin lymphoma. J Clin Oncol, 2012, 30 (36): 4508–4514.

7. Richardson SE, Sudak J, Warbey V, et al. Routine bone marrow biopsy is not necessary in the staging of patients with classical Hodgkin lymphoma in the 18F-fluoro-2-deoxyglucose positron emission tomography era. Leuk Lymphoma, 2012, 53 (53): 381–385.

8. Schwenzer NF, Pfannenberg AC. PET/CT, MR, and PET/MR in lymphoma and melanoma. Semin Nucl Med, 2015, 45 (4): 322–331.

9. Zinzani PL, Gandolfi L, Broccoli A, et al. Midtreatment 18F-fluorodeoxyglucose positron-emission tomography in aggressive non-Hodgkin lymphoma. Cancer, 2011, 117 (5): 1010–1018.

10. Barnes JA, LaCasce AS, Zukotynski K, et al. End-of-treatment but not interim PET scan predicts outcome in non bulky limited-stage Hodgkin's lymphoma. Ann Oncol, 2011, 22 (4): 910–915.

11. Barrington SF, Mikhaeel NG, Kostakoglu L, et al. Role of imaging in the staging and response assessment of lymphoma: consensus of the international conference on malignant lymphomas imaging working group. J Clin Oncol, 2014, 32 (27): 3048–3058.

12. Meignan M, Itti E, Gallamini A, et al. FDG PET/CT imaging as a biomarker in lymphoma. Eur J Nucl Med Mol Imaging, 2015, 42 (4): 623–633.

13. Fahey FH. Dosimetry of pediatric PET/CT. J Nucl Med, 2009, 50 (9): 1483–1491.

14. Nievelstein RA, Quarles van Ufford HM, Kwee TC, et al. Radiation exposure and mortality risk from CT and PET imaging of patients with malignant lymphoma. Eur Radiol, 2012, 22 (9): 1946–1954.

15. van Ufford HM, Kwee TC, Beek FJ, et al. Newly diagnosed lymphoma: initial results with whole-body T1-weighted, STIR, and diffusion-weighted MRI compared with 18F-FDG PET/CT. AJR Am J Roentgenol, 2011, 196 (3): 662–669.

16. Heacock L, Weissbrot J, Raad R, et al. PET/MRI for the evaluation of patients with lymphoma: initial observations. AJR Am J Roentgenol, 2015, 204 (4): 842–848.

17. Platzek I, Beuthien-Baumann B, Langner J, et al. PET/MR for therapy response evaluation in malignant lymphoma: initial experience. MAGMA, 2013, 26 (1): 49–55.

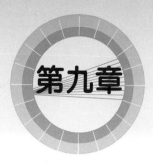

第九章

一体化 PET/MR 在乳腺癌的应用

乳腺癌是女性最好发的恶性肿瘤,我国每年新增女性乳腺癌例数逐年增加,预测至2021 年我国 55~69 岁女性每 10 万会有 100 例乳腺癌,总例数将达 250 万[1]。除高发病率外,晚期乳腺癌的死亡率也高,2012 年全球 170 万乳腺癌患者约 50 万死亡。但北美及欧盟地区的最新统计,早期乳腺癌可被治愈,影像筛查及规范的系统治疗已有效降低了乳腺癌的死亡率,2016 年欧盟的乳腺癌死亡率已降低 8%,使其成为预后较好的恶性肿瘤[2]。因此,早期通过影像学手段筛查、诊断乳腺癌,对患者的预后极其重要。

第一节　一体化 PET/MR 乳腺扫描流程

一般先进行 PET/MR 全身扫描,全身扫描后采用乳腺专用线圈进行局部扫描。

一、全身扫描

见第三章第三节"一体化 PET/MR 全身扫描方案"。

二、乳腺 PET/MR 扫描

采用乳腺专用线圈(图 9-1-1),患者取俯卧位,双手上举,乳腺自然下垂,置于线圈中心,上胸部贴紧线圈,背部可用外固定带固定,以减少呼吸运动影响。确定乳腺局部扫描位

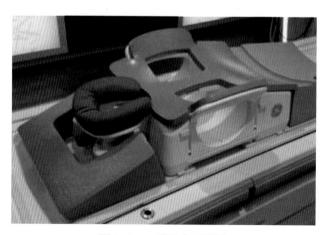

图 9-1-1　乳腺专用线圈

置、范围后,选择 PET/MR 乳腺局部扫描序列,具体扫描方案见表 9-1-1。乳腺局部扫描与 PET 同步,扫描中心与 PET 扫描床位中心一致,因此,定位中心不能上下移动,可以调整前后及左右位置。T2 Ideal 一次扫描得到四组图像:Water(水相)、Fat(脂相)、Inphase(同相位)、Outphase(反相位)。DWI 复制横轴位 T2WI 定位线,频率编码位于左右方向,相位编码位于前后方向,b 值一般使用 0 和 1000。乳腺局部增强薄层高分辨扫描,采用多期动态增强,一般 6~10 期,每期扫描时间约 1~1.5min,先扫描蒙片,注射对比剂 30s 开始连续扫描。

表 9-1-1　一体化 PET/MR 乳腺扫描方案

	序列	内容
定位	3-pl Loc	三平面定位
	PET Task	PET 扫描
衰减校正	MRAC	基于 MR 图像的衰减校正
常规序列	Ax T2 Ideal	横轴位 T2 水脂分离扫描
	Ax T1 FSE	横轴位 T1 扫描
	Ax DWI b=1000	横轴位扩散加权成像
	L-Sag fs T2 FSE	左侧乳腺矢状位 T2 压脂
	R-Sag fs T2 FSE	右侧乳腺矢状位 T2 压脂
增强序列	L-Sag VIBRANT+C	左侧矢状位 VIBRANT
	R-Sag VIBRANT+C	右侧矢状位 VIBRANT
	L-MRS	左侧乳腺波谱成像
	R-MRS	右侧乳腺波谱成像

第二节　一体化 PET/MR 在乳腺癌的应用

目前乳腺癌的诊断和评估应用多模态影像检查,包括乳腺 X 线钼靶、超声、MRI、PET/CT 等。X 线钼靶操作简单、费用低,对微小钙化显示敏感,适用于早期乳腺癌的筛查。超声检查无电离辐射,可观察病变的血流情况。MRI 软组织分辨率高且无电离辐射,近年来,随着专用乳腺线圈、动态增强扫描的应用,不仅能够清晰、直观显示肿块形态、周围结构,而且可以评估病变的血流动力学特点,显著提高了诊断价值。PET/CT 对显示乳腺癌病灶的灵敏度和特异性高,同时可评估患者全身转移情况,但 CT 的软组织分辨率较差,难以精确显示小病灶。乳腺癌治疗方案的制定及预后评估均与肿瘤分期密切相关。美国癌症联合会(American Joint Committee on Cancer, AJCC)分期系统阐述了乳腺癌 TNM 的定义、解剖分期/预后组别,并通过版本的持续更新完善乳腺癌的解剖学及生物学信息,为制定肿瘤的临床策略提供科学依据。2009 年 AJCC 第七版癌症分期手册中对乳腺癌的分期标准,详见表 9-2-1、表 9-2-2。一体化 PET/MR 将 MR 在乳腺局部诊断的优势与 PET 在功能代谢、受体成像和全身扫描特点结合起来,有望成为乳腺癌患者的早期诊断、精准分期和疗效监测的精确手段。

表 9-2-1   乳腺癌 TNM 分期（AJCC 第七版）

原发肿瘤（T）分期

Tx 原发肿瘤无法评估

T0 无原发肿瘤的证据

Tis 原位癌（导管内癌，小叶原位癌，无肿块的乳头 Paget 病）

T1 原发病灶最大径 ≤ 2cm

    T1mic 微小浸润性癌（肿瘤超过基底膜），最大径 ≤ 0.1cm

    T1a 肿瘤最大径 >0.1cm，但 ≤ 0.5cm

    T1b 肿瘤最大径 >0.5cm，但 ≤ 1.0cm

    T1c 肿瘤最大径 >1.0cm，但 ≤ 2.0cm

T2 肿瘤最大径 >2.0cm，但 ≤ 5.0cm

T3 肿瘤最大径 >5.0cm

T4 肿瘤大小不论，但直接侵犯胸壁或皮肤

    T4a 肿瘤直接侵犯胸壁，包括肋骨、肋间肌、前锯肌，但不包括胸肌

    T4b 肿瘤表面皮肤水肿（包括橘皮症），乳房皮肤溃疡或微型结节，限于同侧乳房

    T4c 包括 T4a 和 T4b

    T4d 炎性乳腺癌

淋巴结转移（N）分期

Nx 淋巴结情况不确定（例如，已被手术切除）

N0 无区域淋巴结肿大

N1 同侧腋淋巴结肿大、转移，但能活动

N2a 同侧腋淋巴结肿大、转移，互相融合，或与其他附近组织粘连

N2b 肿瘤转移至同侧内乳淋巴结，但无同侧腋淋巴结肿大、转移

N3a 同侧锁骨下窝淋巴结肿大转移

N3b 同侧内乳淋巴结转移并伴有同侧腋淋巴结肿大转移

N3c 同侧锁骨上窝淋巴结肿大转移

远处转移（M）分期

Mx 无法评价有无远处转移

M0 无远处转移

M1 有远处转移

一、PET/CT 在乳腺癌的应用

    ^{18}F-FDG PET 显像对检测乳腺癌原发灶非常敏感，具有较好的特异性，且不受乳腺组织密度的影响，肿瘤细胞增殖程度越高、分化程度越低，[18]F-FDG 摄取越高。[18]F-FDG PET 诊断乳腺癌的准确性与肿块大小有关，当肿块直径 <1.0cm，由于部分容积效应的影响和乳腺本底容易掩盖病变，而出现假阴性，目前 ^{18}F-FDG PET/CT 不作为乳腺癌原发灶的常规诊断方法。淋巴结转移对乳腺癌的分期、预后及治疗方案的选择均有重要意义，[18]F-FDG PET/CT

表 9-2-2　乳腺癌 TNM 解剖分期 / 预后组别（AJCC 第七版）

0 期	TisN0M0	III$_A$ 期	T0N2M0
			T1N2M0
			T2N2M0
			T3N1-2M0
I 期	T1N0M0	III$_B$ 期	T4N0M0
			T4N1M0
			T4N2M0
II$_A$ 期	T0N1M0	III$_C$ 期	任何 T, N3M0
	T1N1M0		
	T2N0M0		
II$_B$ 期	T2N1M0	IV 期	任何 T, 任何 N, M1
	T3N0M0		

对乳腺癌淋巴结转移诊断的特异度及准确率较高,但敏感度略低。^{18}F-FDG PET/CT 显像腋窝和内乳淋巴结局限性代谢增高与相应部位淋巴结转移具有很高的一致性。^{18}F-FDG PET/CT 全身显像还有助于显示乳腺癌肺、脑、肝、骨等其他远隔部位的转移灶。

除了 ^{18}F-FDG 外,应用于乳腺癌的 PET 示踪剂还有 ^{18}F-FLT、^{18}F-FES、^{11}C-胆碱等。^{18}F-FLT 是一种胸腺嘧啶核苷类似物,能够更具特异性地反映细胞增殖情况,研究认为 ^{18}F-FLT 对乳腺癌原发灶的显示良好,而且其周围组织的本底较低,适用于乳腺癌原发病灶的诊断[3]。^{18}F-FES 是一种雌二醇衍生物,能够特异性地与雌激素受体（ER）相结合,正常人乳腺组织的 ER 表达水平较低,而乳腺癌变细胞 ER 高表达,因此,^{18}F-FES 受体显像用于乳腺癌的诊断,此外,也可以判断疗效和监测治疗反应[4]。

二、MRI 在乳腺癌的临床应用

MRI 可获得多参数、多层面、多角度的高软组织分辨率图像,能精确显示乳腺癌病灶大小、形态、数目和位置,尤其对多中心、多灶性病变及致密乳腺中的深部病灶有独特优势,是无辐射评价乳腺癌病灶范围、术后残余或复发及放化疗疗效的最佳手段。乳腺 MRI 检查均采用高场强（>1.5T）MRI 及特定的多通道相控阵乳腺专用线圈,目前常用的乳腺扫描序列包括平扫 T1WI 及 T2WI（脂肪抑制）、动态增强扫描、DWI、MRS 等。平扫 T1WI 及脂肪抑制 T2WI,乳腺癌常表现为形态不规则、有分叶的肿块,可见特征性的"毛刺征"。DWI 对乳腺肿块的良恶性鉴别有重要意义,由于乳腺癌肿块内部生长速度不均匀,水分子的弥散运动受限,病灶通常表现为高信号,ADC 值明显降低[5]。另外,乳腺癌细胞胆碱磷脂代谢异常,导致胆碱代谢明显升高,70%~100% 的病灶在 MRS 的 3.22ppm 处可见胆碱峰,使 MRS 判断恶性病灶的敏感度、特异性分别达到 100%、88%,是诊断乳腺癌的重要依据[6]。

DCE 空间分辨率高,成像速度快,是多时相的动态增强扫描。DCE 图像与增强前的蒙片进行剪影,可得到最大强度投影（maximum intensity projection, MIP）图,更清晰地显示肿块的形态大小、强化方式及供血血管情况,对乳腺癌的诊断有重要意义[7]。DCE 得到的感兴趣区的时间 – 信号强度曲线,分为流入型（I 型）、平台型（II 型）和流出型（III 型）三类。其中,乳腺癌常表现为 III 型或 II 型,即增强早期信号强度迅速上升后迅速下降,最后信号强化值与峰值相比下降 >10%,或中晚期保持在水平状态。对时间信号曲线进行定量研究,可得到更加敏感的量化参数指标(如最大线性斜率比值等),提高乳腺癌的诊断准确率。

三、一体化 PET/MR 在乳腺癌的应用

与 PET/CT 相比,一体化 PET/MR 的优势在于应用专门乳腺线圈,同步获得 PET 功能显像和 MRI 的软组织结构,提供乳腺局部清晰的解剖结构、病灶形态、血供和乳腺病灶代谢信息,以及远处转移病灶。目前认为 PET/MR 在乳腺癌的应用有广阔前景,对乳腺癌早期诊断、精准分期和疗效评估有重要价值[8]。

1. PET/MR 评估乳腺癌原发病变　PET/CT 一般不用于乳腺癌局部病变的评估,主要由于敏感性低,部分容积效应导致难以准确显示小病灶,而且 CT 显示乳腺病灶价值有限[9]。一体化 PET/MR 检查的 MRI 具有更高的软组织对比度和空间分辨率,与 PET 提供功能信息互为补充。Moy 等分别采集 PET 和 MRI 图像,并对二者进行融合,发现病灶的阳性预测值由 77% 提高至 98%,特异性由 53% 提高至 97%,与单独使用 PET 出现的假阴性(26.7%)相比,融合后降低至 9%[10]。Grueneisen 等比较 PET/MR 与 PET/CT 对局部乳腺癌病灶的检出及肿瘤 T 分期的评估,发现 PET/MR、MRI、PET/CT 检出病灶的敏感度、特异性、阳性预测值、阴性预测值、诊断准确性分别为 78%、94%、88%、88%、88%;67%、87%、75%、82%、80% 和 78%、90%、92%、88%、86%;PET/MR 及 MRI 显示 T 分期的准确率为 82%,而 PET/CT 为 68%;提示一体化 PET/MR 及 MR 在显示局部病灶方面较 PET/CT 准确[11]。

2. PET/MR 评估乳腺癌局部淋巴结转移　乳腺 MRI 扫描范围包括腋窝和内乳淋巴结,仔细阅片可以获得关于区域乳腺癌分期的信息。但 PET/MR 对显示腋窝外转移淋巴结敏感性较低,PET/CT 对呼吸运动不敏感,能够显示更小的转移灶,对于检测沿内乳动脉转移的淋巴结更有优势,因此,显示腋窝外淋巴结转移较 PET/MR 敏感。PET/MR 未发现淋巴结,并不意味着没有淋巴结转移,仍然需要进行有创分期检查,如果发现有可疑转移淋巴结,则提示转移概率较高,同样需要进行有创分期检查。前哨淋巴结活检和腋窝淋巴结清扫仍是淋巴结分期最准确的方法,任何无创检查都无法取代,因此 PET/MR 不作为乳腺癌术前淋巴结分期的推荐检查[12,13]。

3. PET/MR 评估乳腺癌远处转移　乳腺癌的远处转移好发于骨、肝、脑,这些器官通常生理性 ^{18}F-FDG 摄取较高,PET/CT 的部分容积效应可能减低转移灶的 ^{18}F-FDG 摄取,造成漏诊,PET/MR 能提高这些部位的诊断准确性,此外,有助于发现远处转移。与 PET/CT 比较,PET/MR 能发现 PET/CT 难以显示的部分脑转移瘤、肝转移以及骨转移病灶,发现更多的远处转移,使肿瘤分期由 M_0 变为 M_1,从而改变乳腺癌患者的临床治疗方案(图 9-2-1)。

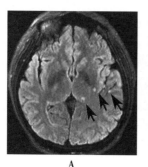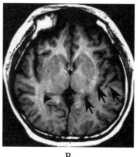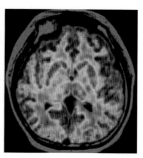

A　　　　　　　　B　　　　　　　　C

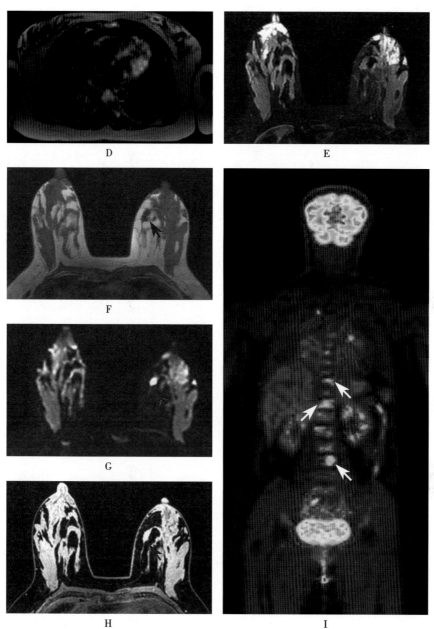

图 9-2-1 患者,女,41 岁,发作性视物模糊半年,间断头痛、恶心、呕吐半月,肿瘤标记物 CEA、CA125、CA199、CA153、NSE 升高。PET/MR 检查头颅 MRI 横轴位 FLAIR(A)显示左侧丘脑、左侧基底节及左颞叶皮层多发小圆形异常高信号(箭头);横轴位 T1WI(B)上呈环状高信号;横轴位 PET/MR 融合图像(C)显示病灶 ^{18}F-FDG 摄取未见明确异常;胸部横轴位 PET/MR 融合图像(D)显示左侧乳腺内 ^{18}F-FDG 摄取增高灶(箭头);乳腺 MRI 横轴位 T2WI(E)显示左侧乳腺内可见结节状异常信号,呈高信号(箭头);该结节在横轴位 T1WI(F)呈低信号;横轴位 DWI(G)呈高信号;横轴位增强扫描(H)病灶明显不均匀强化;全身冠状位 PET/MR 融合图像(I)显示双肺内(红箭头)和多个胸腰椎椎体(白箭头)^{18}F-FDG 摄取增高。诊断乳腺癌伴脑转移、肺转移、骨转移

4. PET/MR 在乳腺癌新辅助化疗的价值　新辅助化疗（neoadjuvant chemotherapy, NAC）是指对局部晚期乳腺癌患者术前进行的全身性、系统性细胞毒性药物治疗，以缩小原发肿瘤达到保乳手术为目的，亦可控制、杀灭全身微转移灶，了解肿瘤细胞对化疗药物的敏感性从而指导术后辅助化疗，目前已成为晚期乳腺癌的标准治疗手段。及时、准确、有效、无创地评价 NAC 的疗效，可协助调整化疗方案，避免有副作用的无效治疗，节约治疗费用。MRI 可准确显示 NAC 后肿瘤残存的形态及内部成分，并评估残存病灶血流灌注及代谢情况，尤其对多灶、多中心病灶有重要价值；PET 显示癌灶 SUV 摄取减低早于癌灶形态学的变化，在 1~2 个化疗周期后进行 PET 检查，可以预测患者对 NAC 的反应。Park 等用 PET/CT 和 MRI 的 DWI 序列预测乳腺癌患者新辅助化疗的疗效，结果发现单独使用 DWI、PET/CT 及联合应用 DWI 和 PET/CT 得到的 ROC 曲线面积分别为 0.910、0.873 和 0.944，PET/CT 与 DWI 显示病理完全应答的敏感度、特异性分别为 100%、77.8% 和 100%、70.4%，提示 DWI 和 PET/CT 预测新辅助化疗疗效的准确度相似，MRI 和 PET 信息互补能进一步提高特异性，因此 PET/MR 将可能成为疗效评估的重要检查方法[14]。

5. PET/MR 在乳腺癌复发再分期的价值　乳腺癌复发指乳腺癌经治疗后在原发灶附近或远隔器官出现经病理证实的、性质完全相同肿瘤的现象，意味着既往治疗的失败及后续治疗难度的增加。局部补救性根治手术及术前、术后的辅助化疗仍是首选治疗方法，需要准确、全面地对复发后肿瘤进行再分期。由于肿瘤复发常发生于肝脏和骨骼，MRI 显示这些部位病灶较 CT 敏感。Lino 等对临床可疑乳腺癌复发的 21 例患者行 PET/CT 和 PET/MR 检查（只注射一次 FDG），结果表明 PET/MR 能发现所有复发病灶，而 PET/CT、MRI、CT 只能发现 97%、96.2%、74.6% 的复发病灶；PET/MR 能够准确区分 98.5% 的病灶良恶性，而 PET/CT、MRI、CT 的相应值分别为 94.8%、88.1%、57.5%，提示 PET/MR 在乳腺癌复发再分期方面具有明显优势[15]。

（尚　琨　卢　洁　赵国光）

参 考 文 献

1. Fan L, Strasser-Weippl K, Li JJ, et al. Breast cancer in China. Lancet Oncol, 2014, 15（7）: e279–289.

2. Harbeck N, Gnant M. Breast cancer. Lancet, 2017, 389（3）: 1134–1150.

3. Been LB, Elsinga PH, de Vries J, et al. Positron emission tomography in patients with breast cancer using（18）F-3′-deoxy-3′-fluoro-l-thymidine（（18）F-FLT）-a pilot study. Eur J Surg Oncol, 2006, 32（1）: 39–43.

4. Dehdashti F, Mortimer JE, Trinkaus K, et al. PET-based estradiol challenge as a predictive biomarker of response to endocrine therapy in women with estrogen-receptor-positive breast cancer. Breast Cancer Res Treat, 2009, 113（3）: 509–517.

5. Hatakenaka M, Soeda H, Yabuuchi H, et al. Apparent diffusion coefficients of Breast Tumors: Clinical Application. Magn Reson Med Sci, 2008, 7（1）: 23–29.

6. Bartella L, Morris EA, Dershaw DD, et al. Proton MR spectroscopy with choline peak as malignancy marker improves positive predictive value for breast cancer diagnosis: preliminary study. Radiology, 2006, 239（3）: 686–692.

7. Schnall MD, Blume J, Blunmke DA, et al. Diagnostic architectural and dynamic features at breast MR imaging: multicenter study. Radiology, 2006, 238 (1): 42–53.

8. Torigian DA, Zaidi H, Kwee TC, et al: PET/MR imaging: technical aspects and potential clinical applications. Radiology, 2013, 267 (1): 26–44.

9. Tabouret-Viaud C, Botsikas D, Delattre BM, et al. PET/MR in breast cancer. Semin Nucl Med, 2015, 45 (4): 304–321

10. Moy L, Noz ME, Maguire GQ Jr, et al. Role of fusion of prone FDG-PET and magnetic resonance imaging of the breasts in the evaluation of breast cancer. Breast J, 2010, 16 (4): 369–376.

11. Grueneisen J, Nagarajah J, Buchbender C, et al. Positron emission tomography/magnetic resonance imaging for local tumor staging in patients with primary breast cancer: A comparison with positron emission tomography/computed tomography and magnetic resonance imaging. Invest Radiol, 2015, 50 (8): 505–513.

12. Botsikas D, Kalovidouri A, Becker M, et al. Clinical utility of 18F-FDG-PET/MR for preoperative breast cancer staging. Eur Radiol, 2015, 25 (7): 2297–2307.

13. Taneja S, Jena A, Goel R, et al, Simultaneous whole-body F-FDG PET-MRI in primary staging of breast cancer: A pilot study. Eur J Radiol, 2014, 83 (12): 2231–2239.

14. Park SH, Moon WK, Cho N, et al. Comparison of diffusion-weighted MR imaging and FDG PET/CT to predict pathological complete response to neoadjuvant chemotherapy in patients with breast cancer. Eur Radiol, 2012, 22 (1): 18–25.

15. Lino MS, Johannes G, Benedikt MS, et al. Evaluation of ^{18}F-FDG PET/MRI, 18F-FDG PET/CT, MRI, and CT in whole-body staging of recurrent breast cancer. Eur J Radiol, 2016, 85 (2): 459–465.

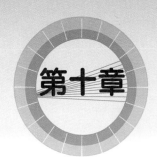

第十章

一体化 PET/MR 在心脏疾病的应用

心脏成像有多种无创检查方法,包括超声心动图、CT、MRI、SPECT、PET 等,每种成像方法均有各自的优缺点。PET/CT 已经逐渐应用于临床,一次检查从多个层面、多个角度对心脏进行评估。一体化 PET/MR 综合 PET 和 MRI 的优势,能够同时提供心脏结构和功能信息,为评估心脏疾病提供新的视角,但其在临床应用时间尚短。

第一节 一体化 PET/MR 心脏扫描流程

一、患者摆位

一体化 PET/MR 扫描应用胸部线圈,线圈中心为心脏中心,使用向量式心电门控(vectorcardiogram, VCG),一对白电极与一对黑电极贴于心脏周围(电极下方必须是软组织而不能是肋骨),电极片互相垂直,同时使用指脉以避免心电门控失败。观察受试者腹部呼吸最明显位置,外加呼吸门控,在呼吸门控软管的上下缘放置软垫,防止线圈直接压迫呼吸门控软管。

二、心脏 PET/MR 扫描

一体化心脏 PET/MR 扫描 PET 与 MRI 同步扫描,具体扫描方案见表 10-1-1。在三平面定位像基础上,显示心脏四腔心切面,四腔心是心脏扫描定位最基本切面,其他序列均以四腔心为基础定位。在三平面图像上定位 PET 床位,床位中心与心脏中心一致。床位中心确定后,同步的 MR 序列中心与其一致。白血序列在呼气末屏气扫描,规律整齐的心电频率,可以减少伪影,定位选择四腔心层面,舒张中晚期图像作为长轴、短轴的定位图像。黑血序列选择四腔心层面作为短轴扫描的定位像,以左室为中心,垂直于左室长轴,添加上下饱和带,心电门控触发延迟一般选择舒张中晚期。心肌灌注成像在四腔心层面舒张中晚期,垂直于左室长轴定位短轴位,扫描包括整个左室,心肌首过灌注一般扫描 30~40 个时相,一个时相扫描时间相当于 2 个间期,扫描时间约 1min 左右。心肌灌注扫描结束后,再次注射对比剂,7min 后开始心肌延迟增强扫描,在四腔心层面舒张中晚期,垂直于左室长轴定位短轴,扫描包括整个左室,心肌延迟增强一次屏气扫描一层。

表 10-1-1　一体化 PET/MR 心脏扫描方案

	序列	内容
定位	3-pl Loc FIESTA	三平面定位
	OblLoc FIESTA	心腔定位
	PET Task	PET 扫描
衰减校正	MRAC	基于 MR 图像的衰减校正
常规序列	FIESTA Cine 4ch	四腔心白血电影
	FIESTA Cine 2ch	两腔心白血电影
	FIESTA Cine Short	左室短轴白血电影
	Double IR	双翻转黑血序列
	Double IR fatsat	脂肪抑制双翻转黑血序列
增强序列	FGRE-Time Course	心肌灌注成像
	2D MDE	心肌延迟增强扫描

第二节　一体化 PET/MR 在心脏疾病的应用

心脏疾病种类很多,一般包括风湿性心瓣膜病、先天性心脏病、冠心病、高血压性心脏病、肺源性心脏病、心肌炎与心肌病、心脏肿瘤等,其中最常见的是冠心病。PET 是评估心肌活性、定量心肌灌注的金标准,但是分辨率低。冠脉 CTA 已经作为冠脉结构可视化的标准,能够提供冠脉钙化积分,检查时间短,容易操作,但是有射线辐射,使用碘对比剂有风险,对于心肌及血管病变的分辨率不够。心脏 MRI 能够提供结构、功能、灌注、组织特征以及心肌瘢痕等多方面信息,其空间分辨率高,没有电离辐射,但是检查时间长,另外有 MRI 检查禁忌证。

一、PET/CT 在心脏成像的应用

PET/CT 应用于临床之前,核医学的心脏成像主要依赖 SPECT,但 PET 的空间和时间分辨率、敏感性都高于 SPECT,而且可以发挥多种示踪剂的优势,如 ^{18}F-FDG 判断心肌活性、^{13}N-NH$_3$ 评价血流灌注,PET/CT 在绝对定量心肌血流量、衰减校正和图像质量方面较传统的 SPECT 有明显优势[1]。

PET/CT 主要对冠心病(coronary artery disease, CAD)有非常重要的临床价值,通过定量测量静息和负荷情况下的血流量,获得心肌血流储备,评估 CAD 的严重程度。PET/CT 比单独使用 CTA 和 PET 提高 CAD 诊断的准确性,而且特异性和阳性预测值较高,PET 还能够发现微血管功能障碍所导致的异常灌注,这与患者的预后密切相关[2-4]。冠脉 CTA 成像诊断血管近段及中段(直径 >2mm)狭窄病变的敏感性很好,而对于远端血管及分支血管其敏感性有所下降,PET 灌注显像信息能够弥补 CTA 的局限性。心肌活性成像用于区分低灌注但有活力的心肌组织(冬眠心肌)和低灌注无活力心肌(瘢痕)。收缩功能受损的正常心肌通过血管再通治疗可以恢复,而无活性心肌则对介入治疗无效。^{18}F-FDG PET 作为评价心肌存活的金标准,可以鉴别正常心肌、部分存活心肌和无活性心肌,^{18}F-FDG 心肌代谢显像与静

息灌注显像不匹配,表明局部心肌存活,血运重建术后局部灌注和功能可以改善;而灌注 – 代谢匹配表明心肌坏死,即使接受血运重建,局部灌注和功能也无明显改善[5]。Abraham 等[6]研究显示,PET 结果指导的血管再通治疗。可以明显提高疗效。

二、MRI 在心脏成像的应用

心脏磁共振成像(cardiac magnetic resonance imaging, CMR)对心脏的解剖、功能、灌注及组织特征进行"一站式"检查,获取心血管的 3D、4D 高分辨率图像和实时数据,是一种准确、综合、安全的临床检查手段[7]。CMR 扫描序列根据血流信号特征分为白血序列和黑血序列。白血序列扫描速度快,但组织对比度稍差,对磁场的不均匀性敏感,多用于心脏 MRI 电影成像(cine MRI)评价心功能,观察心动周期中心脏的动态变化。黑血序列在白血序列后加一个翻转脉冲,可除去血流信号,但不影响静态组织,从而抑制血液及脂肪信号,使解剖结构显示得更清楚,黑血序列扫描速度较慢,主要用于心脏的形态学检查。心脏 MRI 的临床检查,需结合白血及黑血序列进行综合诊断。

CMR 主要包括心脏形态与功能检查、心肌灌注及心肌活性检查、冠状动脉解剖及血流检查等,其中形态学和功能学检查已被认为是目前无创评估心脏结构和功能的金标准[8,9]。心脏形态学检查可以较好地显示心肌、大血管、冠状动脉、瓣膜,对先天性心脏病、心肌病、心包疾病、瓣膜病变等均有诊断价值。心脏功能学检查包括全心功能、心肌功能及局部心室功能等,需首先应用 cine MRI 采集图像,再经计算机分析软件进行图像后处理,获取心功能信息,如心脏的射血分数、排血量等。在此基础上,可通过运动试验或药物负荷试验,进行心功能负荷试验检查,综合评估心肌缺血状态[10]。心肌标记是一种在 cine MRI 前使用暗线或网格标定心脏,之后根据标记线的运动形态反映心肌受损范围与程度的方法。心肌标记技术克服了其他断层成像方法的不足,是非侵入性评价心肌壁运动功能的重要方法,可用于评估局部心肌的功能异常[11]。心肌灌注成像可以观察心动周期内心肌信号增加,了解心肌的灌注储备,正常灌注区信号高,低灌注区信号低,通过信号高低区分缺血及坏死组织。心肌活性检查可评价心肌存活的程度和范围,为心肌梗死后的治疗和预后提供重要依据[12]。冠状动脉成像可以观察冠状动脉的解剖及生理情况,通过实时成像评价冠状动脉血流及血流储备。高分辨血管成像检查可显示管壁动脉粥样斑块,目前仍处于科研研究阶段。

三、一体化 PET/MR 在心脏成像的应用

一体化 PET/MR 综合 PET 和 MRI 的优势,能够同时提供功能和形态信息,将 MRI 成像的左室壁运动和 PET 的功能信息相结合,鉴别无活性心肌组织和正常心肌组织,为评估心肌活性提供新方法[13]。PET 和 MRI 二者结合,可以协同评估心肌灌注和心室功能[14],比较 PET 和 MRI 两种检查的心肌血流表现,有助于提高对心肌组织病变的显示(图 10-2-1)。

PET 心肌显像在心肌梗死后存活心肌的判断中具有重要的临床价值和应用前景,在危险度分层和预后判断等方面优于心电图运动试验和冠状动脉造影,而且能够帮助深入理解其生理基础和临床相关症状[15]。一体化 PET/MR 的初步研究显示 ^{18}F-FDG PET 和 MRI 对显示心肌活力、急性和慢性心肌梗死的梗死定量有很好的一致性,PET 联合 MR 检测心肌水肿、心肌运动和灌注缺损,为研究心肌梗死后重构的病理生理机制提供了可靠手段[14]。MRI 增强成像有助于分辨可逆的和不可逆的心肌缺血损伤,对比剂延迟增强(late gadolinium enhancement, LGE)显示心肌瘢痕的敏感性很高,糖摄取是炎性活动的标志,^{18}F-FDG PET 的

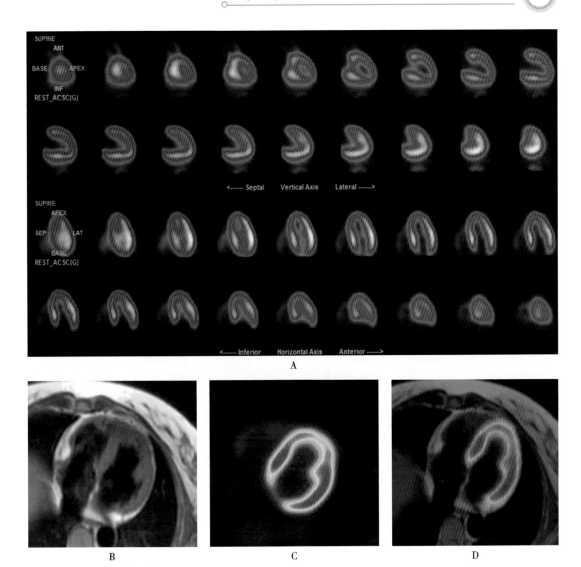

图 10-2-1 患者,女,42 岁。发作性咽部紧缩感,伴心悸、胸闷、乏力、出汗。一体化心脏 PET/MR 检查,心脏垂直长轴和水平长轴 PET 图像(A)显示心肌前壁、前尖壁 ^{18}F-FDG 摄取减低;心脏 MRI 平扫(B)未见异常;PET(C)和 PET/MR 融合图像(D)显示心肌前壁 ^{18}F-FDG 摄取减低,提示心肌缺血

代谢摄取结合 LGE 能够鉴别残存的瘢痕和活动性炎症,从而监测治疗过程[16,17]。MRI 空间分辨率较高,显示心内膜下心肌梗死较 PET 有优势,因为一体化 PET/MR 的应用可能有助于早期识别病变[18]。[18]F-FDG PET/CT 检查显示斑块内摄取情况,反映局部代谢活动和药物治疗反应,由于 MRI 对斑块的显示优于 CT,因此一体化 PET/MR 检测斑块的易损性有更大的临床应用潜力[19]。文献报道 ^{18}F-sodium fluoride 的 PET 可以显示心肌梗死后的冠脉斑块破损,但是如何在斑块破损前及早进行诊断治疗,尚需进一步研究[20]。

心肌炎的影像诊断一直是个挑战,最近报道利用 ^{18}F-FDG PET/MR 显示病毒性心肌炎的心肌炎性改变,发现 MRI 上的左心室前壁的心肌水肿、充血改变、心外膜下的延迟强化与局部 ^{18}F-FDG 高摄取一致[21]。结节病心脏受累会引起致命后果,早期发现至关重要。PET/MR 用于结节性心肌病的病例已有报道,LGE 显示心肌瘢痕组织,PET 评价炎症改变,二者信息相结合可以指导临床治疗和监测疗效[22,23]。肥厚性心肌病是一种遗传性心脏病,患者的临

床表现和过程差异很大,是青年人的常见猝死原因,早期诊断十分重要,一体化 PET/MR 能够在左室功能、心肌灌注和瘢痕描述方面提供综合信息,有助于临床明确诊断[24]。此外,PET/MR 有望提高心脏肿瘤的良恶性诊断,研究发现联合应用 PET 和 MRI 对心脏肿瘤的敏感性和特异性达 100%[25]。由于一体化 PET/MR 在心脏的应用时间较短,有关研究均为初步的小样本数据,其临床价值仍需进一步探讨。

(崔碧霄　卢　洁　赵国光)

参 考 文 献

1. Flotats A, Bravo PE, Fukushima K, et al. (82) Rb PET myocardial perfusion imaging is superior to (99m) Tc-labelled agent SPECT in patients with known or suspected coronary artery disease. Eur J Nucl Med Mol Imaging, 2012, 39 (8): 1233–1239.

2. Danad I, Raijmakers PG, Appelman YE, et al. Hybrid imaging using quantitative H215O PET and CT-based coronary angiography for the detection of coronary artery disease. J Nucl Med, 2013, 54 (1): 55–63.

3. Danad I, Raijmakers PG, Knaapen P. Diagnosing coronary artery disease with hybrid PET/CT: it takes two to tango. J Nucl Cardiol, 2013, 20 (5): 874–890.

4. Johnson NP, Gould KL. Clinical evaluation of a new concept: Resting myocardial perfusion heterogeneity quantified by markovian analysis of PET identifies coronary microvascular dysfunction and early atherosclerosis in 1, 034 subjects. J Nucl Med, 2005, 46 (9): 1427–1437.

5. Gaemperli O, Kaufmann PA. PET and PET/CT in cardiovascular disease. Ann N Y Acad Sci, 2011, 1228 (1): 109–136.

6. Abraham A, Nichol G, Williams KA, et al. 18F-FDG PET imaging of myocardial viability in an experienced center with access to 18F-FDG and integration with clinical management teams: the Ottawa-FIVE substudy of the PARR 2 trial. J Nucl Med, 2010, 51 (4): 567–574.

7. De Roos A, Higgins CB. Cardiac radiology: centenary review. Radiology, 2014, 273 (2 Suppl): S142–159.

8. American College of Cardiology Foundation Task Force on Expert Consensus Documents, et al. ACCF/ACR/AHA/NASCI/SCMR 2010 expert consensus document on cardiovascular magnetic resonance: a report of the American College of Cardiology Foundation Task Force on Expert Consensus Documents. J Am Coll Cardiol, 2010, 55 (23): 2614–2662.

9. Scholtz L, Sarkin A, Lockhat Z. Current clinical applications of cardiovascular magnetic resonance imaging. Cardiovasc J Afr, 2014, 25 (4): 185–190.

10. Charoenpanichkit C, Hundley WG. The 20 year evolution of dobutamine stress cardiovascular magnetic resonance. J Cardiovasc Magn Reson, 2010, 12 (1): 59.

11. Shehata ML, Cheng S, Osman NF, et al. Myocardial tissue tagging with cardiovascular magnetic resonance. J Cardiovasc Magn Rescon, 2009, 11 (1): 55.

12. Hamirani YS, Kramer CM. Cardiac MRI assessment of myocardial perfusion. Future Cardiol, 2014, 10 (3): 349–358.

13. Adenaw N, Salerno M. PET/MRI: Current state of the art and future potential for cardiovascular applications. J Nucl Cardiol, 2013, 20(6): 976–989.

14. Nensa F, Poeppel TD, Beiderwellen K, et al. Hybrid PET/MR imaging of the heart: feasibility and initial results. Radiology, 2013, 268(2): 366–373.

15. Rischpler C, Nekolla S, Schwaiger M. PET and SPECT in heart failure. Curr Cardiol Rep. 2013, 15(3): 337.

16. Soussan M, Augier A, Brillet PY, et al. Functional imaging in extrapulmonary sarcoidosis: FDG-PET/CT and MR features. Clin Nucl Med, 2014, 39(2): e146–159.

17. Sobic-Saranovic DP, Grozdic IT, Videnovic-Ivanov J, et al. Responsiveness of FDG PET/CT to treatment of patients with active chronic sarcoidosis. Clin Nucl Med, 2013, 38(7): 516–521.

18. Hunold P, Brandt-Mainz K, Freudenberg L, et al. Evaluation of myocardial viability with contrast-enhanced magnetic resonance imaging: comparison of the late enhancement technique with positron emission tomography [in German]. Rofo, 2002, 174(7): 867–873.

19. Tahara N, Kai H, Ishibashi M, et al. Simvastatin attenuates plaque inflammation: evaluation by fluorodeoxyglucose positron emission tomography. J Am Coll Cardiol, 2006, 48(9): 1825–1831.

20. Joshi NV, Vesey AT, Williams MC, et al. 18F-fluoride positron emission tomography for identification of ruptured and high-risk coronary atherosclerotic plaques: a prospective clinical trial. Lancet, 2014, 383(9918): 705–713.

21. Nensa F, Poeppel TD, Krings P, et al. Multiparametric assessment of myocarditis using simultaneous positron emission tomography/magnetic resonance imaging. Eur Heart J, 2014, 35(32): 2173.

22. White JA, Rajchl M, Butler J, et al. Active cardiac sarcoidosis: first clinical experience of simultaneous positron emission tomography-magnetic resonance imaging for the diagnosis of cardiac disease. Circulation, 2013, 127(22): e639–641.

23. Schneider S, Batrice A, Rischpler C, et al. Utility of multimodal cardiac imaging with PET/MRI in cardiac sarcoidosis: implications for diagnosis, monitoring and treatment. Eur Heart J, 2013, 35(5): 312.

24. Kong EJ, Lee SH, Cho IH. Myocardial fibrosis in hypertrophic cardiomyopathy demonstrated by integrated cardiac F-18 FDG PET/MR. Nucl Med Mol Imaging, 2013, 47(3): 196–200.

25. Nensa F, Tezgah E, Poeppel TD, et al. Integrated 18F-FDG PET/MR imaging in the assessment of cardiac masses: a pilot study. J Nucl Med, 2015, 56(2): 255–260.

中英文名词对照表

英文全称	中文名称
2-18fluoro-2-deoxy-D-glucose，^{18}F-FDG	^{18}F-2- 氟 -2- 脱氧 -D- 葡萄糖
3D TSE with variable FLIP Angle，SPACE，CUBE，VISTA，mVox	3D 可变翻转角快速自旋回波
Alzheimer Disease，AD	阿尔茨海默病
American Association of Physicists in Medicine，AAPM	美国医学物理学家协会
American College of Radiology，ACR	美国放射学会
American Joint Committee on Cancer，AJCC	美国癌症联合会
anisotropy	各向异性
apparent diffusion coefficient，ADC	表观扩散系数
arterial input function，AIF	动脉输入函数
arterial spin labeling，ASL	动脉自旋标记
attenuation coefficient map，μ-Map	衰减系数图
avalanche photo diode，APD	雪崩光电二极管
bandwith，BW	带宽
BGO	晶体有锗酸铋
blood oxygen level dependent functional magnetic resonance imaging，BOLD-fMRI	血氧水平依赖功能磁共振成像
cardiac magnetic resonance imaging，CMR	心脏磁共振成像
cerebral blood flow，CBF	脑血流量
choline，Cho	胆碱
cine MRI	心脏磁共振电影成像
circumferential resection margin，CRM	环周切缘
citrate，Cit	枸橼酸盐
coherent gradient echo，FISP，GRASS，FFE，SSFP	相干梯度回波

contrast media, contrast agents	对比剂
creatine, Cr	肌酸
creatine/phosphocreatine, Cr/pCr	肌酸/磷酸肌酸
daily quality assurance	每日质量控制
default mode network, DMN	脑默认网络
diffusion tensor imaging, DTI	扩散张量成像
diffusion-weighted imaging, DWI	扩散加权成像
dopamine transporter, DAT	多巴胺转运蛋白
dopamine, DA	多巴胺
dual inversion recovery, DIR SPACE, CUBE DIR, dual IR-TSE	双反转恢复
echo planar imaging, EPI	平面回波成像
echo time, TE	回波时间
EES volume fraction, V_e	血管外细胞外间隙体积百分比
energetic resolution	能量分辨率
european economic community	欧洲经济共同体
field of view, FOV	视野
flip angle	翻转角
fluid attenuated inversion recovery, FLAIR	液体衰减反转恢复
focal cortical dysplasia, FCD	局灶性皮质发育不良
fractional anisotropy, FA	各向异性分数
free induction decay, FID	自由感应衰减
full width at half maximum, FWHM	半高宽
gadopentetatedimeglumine, Gd-DTPA	钆喷酸葡胺, 磁显葡胺, 马根维显
gradient echo, GRE, Fast Field Echo, FFE	梯度回波
hepatic arterial perfusion, HAP	肝动脉灌注量
hepatic perfusion index, HPI	肝脏灌注指数
high-resolution MRI, HR-MRI	高分辨磁共振成像
Hodgkin lymphoma, HL	霍奇金淋巴瘤
imaged-derived arterial input function, IDAIF	动脉输入函数
International Conference on Malignant Lymphoma, ICML	恶性淋巴瘤国际会议
International Electrotechnical Commission, IEC	国际电工委员会
intravoxel incoherent motion, IVIM	体素内不相干运动
inversion recovery, IR, turbo IR (TIR), fast IR, MPIR, IR-TSE	反转恢复
inversion time, TI	反转时间

lactate, Lac	乳酸
LBS	镥为基础的晶体
line of response, LOR	响应线
linear attenuation coefficient, LAC	线性衰减系数
LnWidth	水峰半高线宽
Long-T1 IR, TIRM, Dark Fluid, FLAIR, Fast FLAIR	长 T1 反转恢复
LSO	硅酸镥
LYSO	硅酸钇镥
magnetic resonance imaging, MRI	磁共振成像
magnetic resonance venography, MRV	MR 静脉成像
magnitude image	幅度图像
matrix	矩阵
maximal standard uptake value, SUV_{max}	最大标准摄取值
maximum counts	最大计数率
maximum intensity projection, MIP	最大强度投影
mean standard uptake value, SUV_{mean}	平均标准摄取值
mean transit time, MTT	平均通过时间
mild cognitive impairment, MCI	轻度认知障碍
MR based attenuation correction, MRAC	基于 MR 的衰减校正
MRAC m-map	MRAC 图
MRI daily QA	MRI 的每日质量控制
multiple sclerosis, MS	多发性硬化
M_{xy}	横向磁化矢量
M_z	纵向磁化矢量
N-acetylaspartate, NAA	N- 乙酰天门冬氨酸
national comprehensive cancer network	美国国立综合癌症网络
national electrical manufactures association, NEMA	美国电气制造者协会
neoadjuvant chemotherapy, NAC	新辅助化疗
no attenuation correction, NAC	未进行衰减校正
noise equivalent counts rate, NECR	噪声等效计数
non-Hodgkin lymphoma, NHL	非霍奇金淋巴瘤
nonsmall-cell lung cancer, NSCLC	非小细胞肺癌
number of acquisitions, NA	信号采集次数
number of excitations, NEX	信号激励次数
Parkinson disease, PD	帕金森病
PD-related pattern, PDRP	帕金森病相关脑代谢网络模式
perfusion weighted-imaging, PWI	灌注加权成像

PET response evaluation criteria in solid tumors, PERCIST	实体瘤治疗疗效 PET 评价
phase image	相位图像
photomultipliers tube, PMT	光电倍增管,传统真空管的光电倍增管
picture archiving and communication systems, PACS	图像存储与传输系统
portal venous perfusion, PVP	门静脉灌注量
positron emission computed tomography, PET	正电子发射计算机断层显像
post-labeling delay, PLD	标记后延迟
prostrate specific membrane antigen, PSMA	前列腺特异性膜抗原
proton density weighted-imaging, PDWI	质子密度加权像
proton density, PD	质子密度
proton magnetic resonance spectroscopy, ^{1}H-MRS	氢质子波谱成像
pulsed, continuous, pseudo-continuous ASL, PASL, CASL, PCASL	脉冲、连续、伪连续自旋标记
rate constant, K_{ep}	速率常数
relative anisotropy, RA	相对各向异性
relative cerebral blood flow, rCBF	相对脑血流量
relative cerebral blood volume, rCBV	相对脑血容量
repetition time, TR	重复时间
response evaluation criteria in solid tumors, RECIST	实体瘤治疗疗效评价
sensitivity	系统灵敏度
short time inversion recovery, STIR	短时间反转恢复
short-tau IR, TIRM, STIR, FastSTIR	短 T1 反转恢复
silicon photomultiplier, SiPM	硅光电倍增管
single photon emission computed tomography, SPECT	单光子发射计算机断层显像
single-shot TSE, HASTE, single-shot FSE, FASE	单次激发快速自旋回波
small cell lung cancer, SCLC	小细胞肺癌
solid state photomultiplier, SSPM	固相阵列光电倍增管
spatial resolution	空间分辨率
spin echo, SE	自旋回波
spoiled gradient echo, FLASH, SPGR, T1-FFE	扰相梯度回波
standard uptake value, SUV	标准摄取值
steady state free precesion, PSIF, SSFP, T2-FFE	自由进动稳态

susceptibility-weighted Imaging, SWI, SWAN 2.0, SWIp	磁敏感加权成像
T1 weighted-imaging, T1WI	T1 加权成像
T2 weighted-imaging, T2WI	T2 加权成像
three dimensional time of flight magnetic resonance angiography, 3D-TOF-MRA	三维时间飞跃法血管成像
three dimensional volume T1-weighted imaging, 3D T1WI	三维容积 T1 加权成像
time of flight, TOF	飞行时间技术
time resolution	时间分辨率
total liver perfusion, TLP	全肝灌注量
total mesorectal excision, TME	全直肠系膜切除术
transferrate constant, K^{trans}	迁移速率常数
true FISP, FIESTA, COSMIC, balanced FFE, true SSFP	真稳态进动
TSE with 90° flip-back pulse, RESTORE, fast recovery FSE(FRFSE), DRIVE, T2 Puls FSE	90° 恢复翻转快速自旋回波
TSPO	转位蛋白
turbo gradient spin echo(GRASE), turbo GSE, TGSE, GRASE, hybrid EPI	快速梯度自旋回波
turbo spin echo / fast spin echo, FSE/TSE	快速自旋回波
type 2 vesicular monoa mine transporter, VMAT2	2 型囊泡单胺转运体显像
ultra short echo time, UTE	超短回波时间
ultrafast Gradient Echo 2D with preparation pulse, turbo FLASH, fast GRE, fast SPGR, TFE, T1-FFE	2D 脉冲准备快速梯度回波
ultrafast gradient echo 3D with preparation pulse, MPRAGE 3D FGRE, 3D fast SPGR, BRAVO, 3D TFE, 3D FFE	3D 脉冲准备快速梯度回波
union for international cancer control, UICC	国际抗癌联盟
volume-interpolated 3D GRE, VIBE, LAVA, THRIVE, 3D Quick	3D 容积梯度回波
voxel-based morphometry, VBM	基于体素的形态测量法
zero echo time, ZTE	零回波时间

后 记

PET/MR 是否能够取代 PET/CT ？

在我们书稿完成之际,看到了 *J MagnReson Imaging* 杂志2017年3月30日发表的电子版综述"PET/MR:Where Might It Replace PET/CT？"(作者 Ehman EC,Johnson GB,Villanueva-Meyer JE,Cha S,Leynes AP,Larson PE,Hope TA),这也是我们一直在思考的问题,并且自 PET/MR 应用以来经常被同行问及的问题。PET/MR 与 PET/CT 比较,究竟有哪些优势？ PET/MR 是否可以替代 PET/CT？ 如何使患者受益最大？ 其实这些问题贯穿了本书各个章节,每个章节我们都介绍了 PET/MR、PET/CT 的优缺点,以及两者的比较研究结果。仔细阅读 Ehman 的综述后,感觉这些问题仍然需要深思,进行深层次的研究,在未来几年甚至更长时间内,将是 PET/MR 早期应用者的探索方向。

PET/CT 已经是成熟并且全球广泛应用的检查方法,而第一台一体化 PET/MR 安装于2010年。目前美国 PET/CT 超过1600台,一体化 PET/MR 约30台。我国发展相对滞后,据2016年中华医学会核医学分会的普查工作统计数据,全国正电子显像设备246台,其中 PET/MR 仅6台[汪静,李亚明.2016年全国核医学现状普查结果简报,中华核医学与分子影像杂志,2016,36(5):479-480]。由于 MR 具有软组织对比度好、多参数成像、无电离辐射等优点,使得 PET/MR 具有特殊的临床应用价值。但是 PET/MR 成本昂贵,操作复杂,技术员和医生需要核医学和放射的联合培训,检查时间较长,这些因素导致其临床推广应用面临巨大挑战。

迄今,PET/MR 在很多方面都进行了初步的研究,结果显示 PET/MR 较 PET/CT 优越或者相似。MRI 是非创伤性神经系统疾病的首选检查,尤其是神经变性病,结合 PET 特异性示踪剂(如 AD 的淀粉样蛋白成像、PD 的多巴胺能神经元成像),对临床早期诊断具有重要价值,因此 AD、PD 等是 PET/MR 检查的重要适应证。但国外由于大多数情况下保险公司不支付示踪剂的费用,限制了其临床应用。我国由于新型示踪剂研发落后,而且临床转化困难,难以开展相关的工作。对于头颈部肿瘤,PET 与 MRI 的 DWI 相结合更有利于明确诊断。PET 对肝细胞癌的诊断价值有限,但 PET/MR 能够精确的发现肝转移灶,转移灶的数目和大小决定治疗方案。神经内分泌肿瘤由于发病部位不固定以及病灶体积小,且容易发生肝转移,应用细胞表面生长抑素受体的示踪剂如 ^{68}Ga-DOTA-TATE 和 ^{68}Ga-DOTA-TOC 标记的 PET/MR,大大提高了对该病的诊断效能。PET/MR 结合 MRCP 评价胆管癌、胰腺癌,不仅有助于发现转移,而且能够快速预测新辅助放化疗的疗效。MRI 具有较高的软组织分辨率,对于盆腔肿瘤包括宫颈癌、子宫内膜癌、卵巢癌和前列腺癌的诊断,能够提供比 CT 更多的信息,PET/MR 除精确地发现原发灶以及淋巴结转移外,还能够通过随访肿瘤治疗后的代谢变化预测生存期。MRI 检测骨髓病变,尤其早期溶骨性病变较 CT 敏感,但 MRI 与 PET/CT 比较假阳性率较高,因此,将 MRI 对病灶的敏感性与 PET 对病灶活性的特异性相结合能够提高诊断准确性。PET/CT 是淋巴瘤患者判断分期和评估疗效的首选方法,由于大多数患者需要进行长时间随访,PET/MR 可以明显减少辐射剂量,而且 MRI 的全身 DWI 和 PET 结合可以对淋巴瘤进行全面评估,因此 PET/MR 更加适用于淋巴瘤患者。此外,对于系统性炎症和感染性疾病,查找不明原因发热病因时,选择低辐射剂量的 PET/MR 较 PET/CT 更合适。当然,由于 PET/MR 检查的辐射剂量可能比 PET/CT 降低 90% 以上,所以特别适用于儿童患者。PET/MR 的挑战是显示肺小结节,无法显示 PET/CT 上 <5~10mm 的结节,超短回波时间序列(UTE 或者 ZTE)可能提高 MRI 对肺小结节的诊断,但尚未进入临床应用,因此,PET/MR 检查后仍需要胸部 CT 检查,但 PET/MR 结合头 MRI 增强对肺癌患者的分期十分重要,能够很好地显示脑转移灶。

虽然 PET/MR 已经进入临床应用,但目前研究均为单中心、小样本研究,其真正的价值尚需要多中心数据验证。由于衰减校正、定量分析、检查时间、费用等问题,PET/MR 尚不可能取代 PET/CT。但是 PET/MR 特有的优势,包括降低辐射剂量、改善运动校正、多模态检查组合等,对临床有巨大的潜在价值。我国影像工作者应共同努力,使 PET/MR 的应用水平与国际接轨,尽快使这一先进技术服务于临床患者。

卢 洁 赵国光

2017 年 4 月